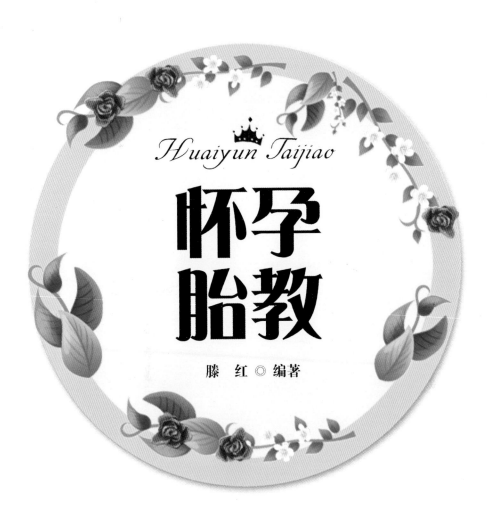

Huaiyun Taijiao

怀孕胎教

滕 红◎编著

U0389395

吉林科学技术出版社

图书在版编目（ＣＩＰ）数据

怀孕　胎教 / 滕红编著． -- 长春：吉林科学技术
出版社，2015.7
　ISBN 978-7-5384-9525-6

　Ⅰ．①怀… Ⅱ．①滕… Ⅲ．①妊娠期－妇幼保健－基
本知识②胎教－基本知识 Ⅳ．① R715.3 ② G61

中国版本图书馆 CIP 数据核字 (2015) 第 155734 号

怀孕　胎教
Huai yun Tai jiao

编　著	滕　红	
出 版 人	李　梁	
策划责任编辑	孟　波　端金香	
执行责任编辑	孟　盟	
模　特	于　洋　张莹楠　小　静　赵　丽　陈　悦　于　娜　陈园园	
封面设计	长春市一行平面设计有限公司	
制　版	长春市一行平面设计有限公司	
开　本	710mm×1000mm　1/16	
字　数	300千字	
印　张	15	
印　数	1—8000册	
版　次	2015年9月第1版	
印　次	2015年9月第1次印刷	

••

出　版	吉林科学技术出版社
发　行	吉林科学技术出版社
地　址	长春市人民大街4646号
邮　编	130021
发行部电话/传真	0431-85635177　85651759
	85651628　85635176
储运部电话	0431-86059116
编辑部电话	0431-85635186
网　址	www.jlstp.net
印　刷	沈阳新华印刷厂

••

书　号	ISBN 978-7-5384-9525-6
定　价	32.80元

如有印装质量问题　可寄出版社调换

前 言
Foreword

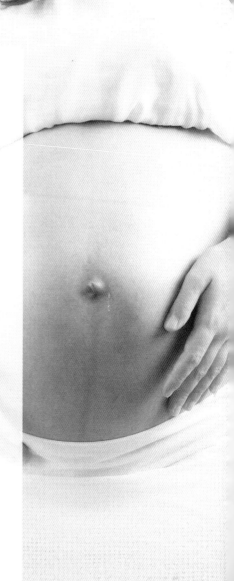

　　生命是一段不朽的传奇，孕妈妈就是这段传奇最初的守护者。让一个小生命平安地降临，不仅是一项神圣的使命，更是一段不可复制的神奇旅程。

　　从怀孕的第一天开始，这段神奇的旅程就开始了，你的人生将进入全新的阶段。也许在这个过程中，你会有担忧，会觉得茫然无措，会面对很多未知的事情，你甚至都没有做好准备，就升级为"孕妈妈"了。幸福总是来得这么突然，而想到即将见到自己的小宝贝，一切的经历都会变得值得。

　　《怀孕 胎教》会给你时时刻刻的陪伴，帮助你平安、顺利地度过整个孕期，你不用担心不知道吃什么，也不用害怕自己错过了重要的检查，一切未知都会在这里变成已知，你唯一要做的就是享受自己的幸"孕"时光。

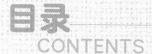

怀孕第1个月 （1～4周）
悄悄到来的小生命

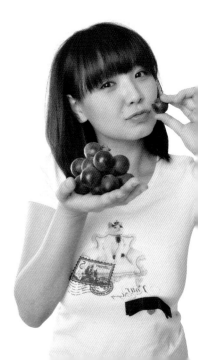

怀孕第2个月 （5~8周）
开始有早孕反应

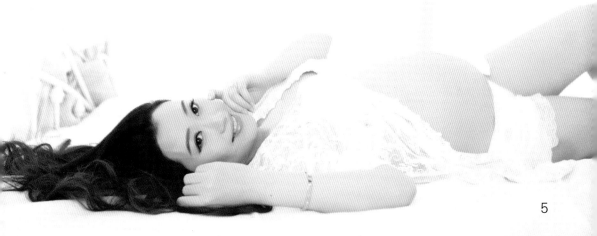

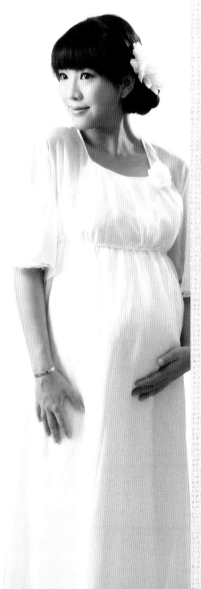

怀孕第4个月 （13~16周）
最舒适的阶段

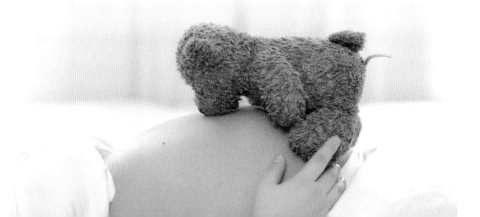

怀孕第5个月 （17～20周）
能感受到胎动了

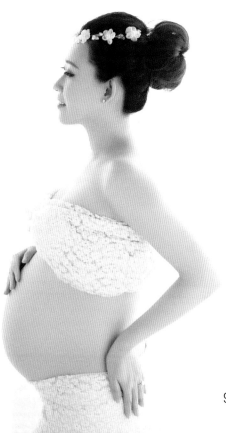

怀孕第6个月（21～24周）
真正的"大肚婆"

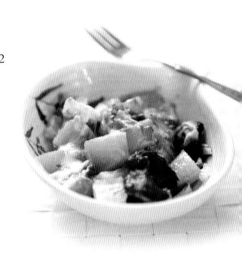

怀孕第7个月（25～28周）
要控制体重了

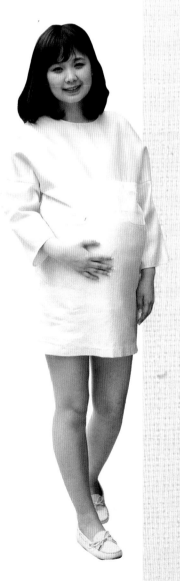

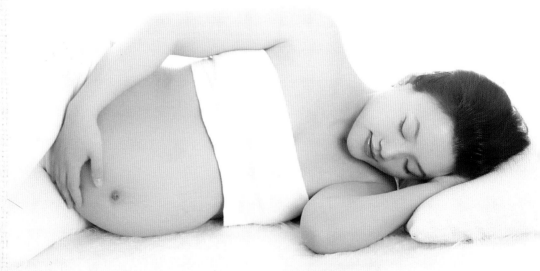

怀孕第8个月 （29～32周）
身体越来越笨重

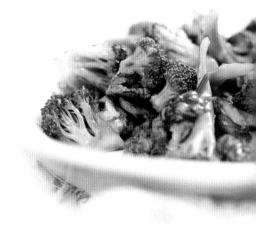

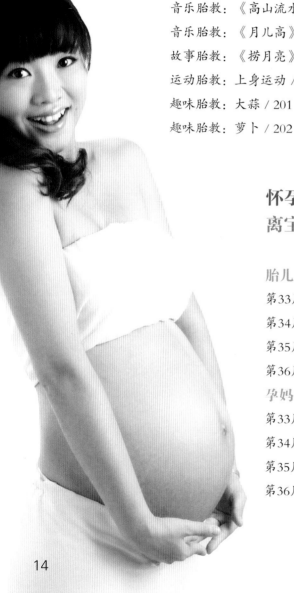

怀孕第9个月（33～36周）
离宝宝越来越近

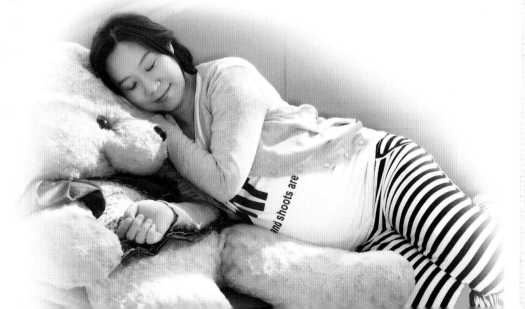

怀孕第10个月（37~40周）
终于等到这一天了

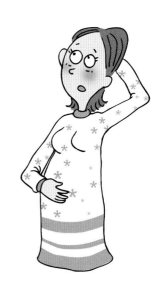

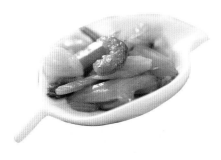

怀孕第1个月 （1～4周）
悄悄到来的小生命

导读 当发现怀孕的那一刻，你或许是惊喜或许是惊慌、诧异，一切情绪归于宁静之后，心底最强的愿望就是：我的胎儿要健康！这个月你需要了解的是HCG、黄体酮的检查和指标参考，最害怕的是出现流血或胎停育，最担心宫外孕。本章会帮你梳理和详解你最想知道的知识，所以不用担心，要相信你的宝宝是最坚强的，好"孕"会与你相伴。

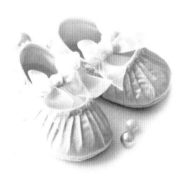

胎儿发育 周周看

邂逅胎宝宝，开启幸福孕期之旅

● 第1周 我还只是精子和卵子 ●

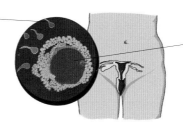

精子

男子一次能排出高达2亿个精子，大部分精子会在女性阴道的酸性环境中失去活力而死亡，最后仅有1~2个精子能有幸与卵子结合。

卵子

成熟的卵子在输卵管里等待精子，卵子在输卵管中的寿命为12~36个小时。

整个孕期按照280天计算，此时的妈妈正值经期，胎宝宝正以精子和卵子的状态分别存在于备孕爸爸和妈妈的身体内。

● 第2周 卵子率先发育成熟 ●

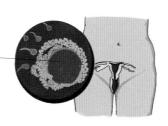

卵子

一枚卵子率先发育成熟，在输卵管内等待着精子的到来。

在本周，有1个卵子在妈妈的卵巢内率先成熟，它迈着缓慢的步伐迎接着属于自己的另一半。

第3周 爸爸妈妈相爱种下的那颗种子就是我

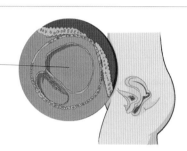

受精卵
一个精子率先与卵子结合，形成受精卵。

　　在那场翻云覆雨的亲密接触中，一个健硕又幸运的精子冲破重重关口，率先与卵子结合了，于是一颗种子悄悄萌芽，这颗种子就是受精卵。

第4周 我把自己埋进妈妈的子宫内膜里

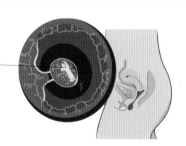

受精卵
受精卵不断地分裂，变成球形细胞团，它沿着输卵管进入子宫腔，开始"着床"。

　　这枚受精卵以飞快的速度加剧分裂着，它变成了一个球形细胞团，沿着输卵管游进子宫腔内，并深深地植埋于子宫内膜里，这个过程就是"着床"。这时受精卵的长度只有2.5毫米，肉眼几乎看不见它。

孕妈妈变化 周周看

也许你还不知道，但是你已经怀孕了

●第1周 子宫是小宝宝的摇篮 ●

　　这时的孕妈妈，身体没有发生任何变化。一个成熟的卵子从卵巢中排出，开始朝着子宫出发。

●第2周 子宫排出卵子 ●

　　在怀孕第二周，孕妈妈往往还不知道自己已经怀孕了。女性的子宫每个月都有月经周期为受孕做准备，月经来潮的第1天就是月经周期的第1天。由于排卵通常发生在月经周期的第14天，所以如果两周后月经没有按时来，说明你已经怀孕二周。

●第3周 受精卵进入子宫 ●

　　到了这周，孕妈妈才算是真正怀孕，此时，受精卵已经进入子宫并且开始发育。受精卵在转移到子宫的过程中，有时会有轻微的流血现象，这属于正常现象。

●第4周 受精卵悄然"着床" ●

　　现在孕妈妈的子宫内膜受到卵巢分泌激素的影响，变得肥厚松软，血管轻轻扩张，水分充足。受精卵不断地分裂，移入子宫腔后，形成一个实心细胞团，称为"桑胚体"，这时的受精卵叫胚泡。当胚泡外的透明带消失后，它会与子宫内膜接触，并深埋于子宫内膜里，这就是"着床"。

怀孕周数	要检查的项目
1~4周	如果你是高龄孕妇，在得知怀孕后一定要去咨询医生，做个全面的身体检查，了解身体的健康状况，以便医生给你更多专业性的建议

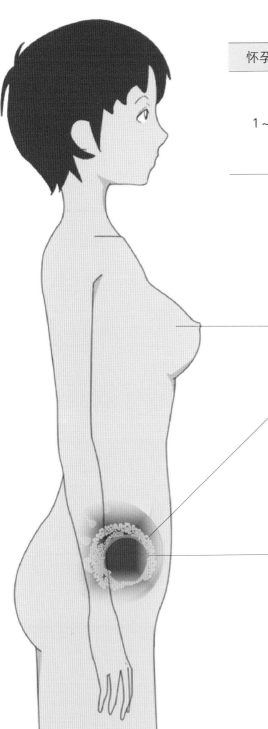

乳房：孕妈妈的乳房会有硬硬的感觉，颜色会变深。乳房变得很敏感，碰触下有可能引起轻微疼痛。

子宫：孕妈妈的卵巢开始分泌黄体激素，能帮助乳腺发育。

囊泡部位：囊泡的一部分会附着在子宫壁上，形成了最为原始的胎盘。

这个月 你最关心的问题

●如何确定**是否怀孕**●

1.尿液检查——如果平时月经比较规律，在没来月经的第7天就要怀疑了，只要将少许的尿液滴在验孕试纸上，就可以检查出是否怀孕。准确性比较高。

2.B超声波检查——一般怀孕5周左右，这时前往医院进行B超声波检查，可以看到孕囊在宫腔体内的情况。

3.抽血检查——女性在怀孕时，胎盘滋养层细胞分泌一种人类绒毛膜性腺激素，通过检查母体血液可知是否怀孕。

●怀孕后做了这些事**怎么办**●

怀孕后服用了感冒药怎么办

怀孕时要特别注意药物的服用，不过，不必为不知道已经怀孕而服用的1~2次感冒药或胃药感到担心。虽然部分感冒药确实含有诱发胎儿畸形的成分，但是1~2次的药物服用量不足以影响胎儿。

但是，尽量避免服用神经安定剂等刺激神经系统的药物，如果怀孕后服用了这些药物，应该立即向医生咨询。

服用了避孕药怎么办

在停止服用避孕药后立即受孕，大部分孕妈妈担心受精卵会出现异常。避孕药中的激素成分往往在服用后会很快在体内分解并被排出体外，所以残留在体内的激素剂量不会影响胎儿发育。

怀孕时拍了X射线怎么办

X射线是导致胎儿先天性畸形的主要原因之一，但是胸部X光透视中使用的放射线，诱发畸形的概率只有万分之一，所以不用担心。

牙科中使用的X射线也不会影响胎儿。但是计划怀孕或怀孕中的女性也应当尽量避免受到放射线的照射。

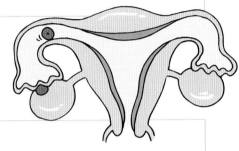

●阴道出血怎么办●

着床出血

受精卵着床一般发生在受精约6天后，这个时候大多数母体没有特别明显的反应，少数女性阴道内会有一些红色或粉红色的血迹，这就叫做着床出血。出现受精卵着床出血时，一般不需要治疗，只需注意日常保健。另外，怀孕初期阴道出血，有时候并不是着床出血，须警惕病理性出血，如宫外孕等。

病理性出血

病理性出血的几种情况	
宫外孕	孕卵在输卵管着床发育的异常妊娠过程中，导致输卵管妊娠流产或破裂而出现少量阴道出血。由于这种出血经阴道流出血可能并不多。但往往会发生急性剧烈腹痛晕厥、休克等症状
葡萄胎	葡萄胎流产一般开始于闭经的2～3个月。阴道流血多为断断续续少量出血，但有的也可能会有反复多次大量流血的情况
流产	当出现流产征兆时，这种流血多伴有下腹疼痛，流血量由少到多，血色由暗到红，腹痛由隐痛逐渐发展到较剧烈的疼痛
其他	子宫颈息肉、子宫颈癌、前置或低置胎盘等，也可能引起阴道出血

● 何时出现 早孕反应 ●

早孕反应是指在妊娠早期（停经6周左右），由于孕妇体内绒毛膜促性腺激素（HCG）增多，胃酸分泌减少及胃排空时间延长，导致头晕、乏力、食欲缺乏、喜酸食物或厌恶油腻、恶心、晨起呕吐等一系列反应。妊娠12周后随着体内HCG水平的下降，症状大多自然消失。

● 孕妈妈感冒了 怎么办 ●

胚胎期是胎儿各器官分化发育的时期，导致胚胎畸形的因素非常多。在怀孕第4～5周，心脏、血管系统最容易受到损伤。如果孕妈妈感冒了，且症状较重，可能会对胎儿造成影响。因此孕妈妈在孕期一定要注意预防感冒，即使感冒了也不要惊慌，可以按以下方法进行治疗。

积极采取降温措施

出现发热，体温达38℃以上，可用温湿毛巾擦浴或用浓度为30%的乙醇擦拭颈部、两侧腋窝，反复擦拭直到体温降至38℃以下。注意卧床休息，多饮水。切记不可盲目用退热剂。

及时检查

如果孕妈妈持续发热达到3天以上，或者感冒没有好转则应该去医院就诊。

痊愈后要对胎儿和孕妈妈进行全面检查。如果发现胎儿或羊水有异常，考虑立即终止妊娠。

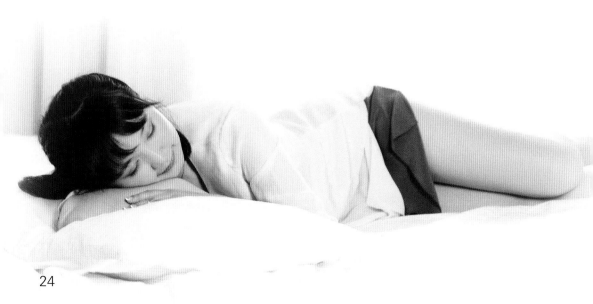

依靠自身免疫功能

轻度感冒仅有鼻塞、轻微头痛症状的孕妈妈一般不需用药，应多喝开水，充分休息，依靠自身免疫功能对抗疾病。

预防感冒	
避免去人多的地方	尤其在流感高发季节，外出时记得戴口罩
注意口腔卫生	常洗手和用淡盐水漱口
保持良好的生活习惯	调整良好的作息与饮食习惯，不易过度劳累
加强锻炼	适当的户外活动可提高孕妈妈的自身免疫功能

● 孕妈妈要警惕宫外孕 ●

一般异位妊娠最常发生在输卵管内，占宫外孕患者的98%左右。宫外孕来势凶猛，孕妈妈会因腹腔内出血和急性剧烈腹痛而休克。若不及时处理，可能会危及生命。宫外孕一般有哪些症状呢？

停经

多数宫外孕患者在发病前有短暂的停经史。

晕厥与休克

这是腹腔内急性出血和剧烈疼痛所导致的。出血越多越快，其症状出现越迅速越严重。

阴道不规则出血

出血呈点滴状，深褐色，出血量不超过月经量。

腹痛

为输卵管妊娠破裂时的主要症状，常为突发性下腹一侧有撕裂样或阵发性疼痛，并伴有恶心呕吐。

✓ 什么是宫外孕

宫外孕又称异位妊娠是指孕卵不在子宫内而在输卵管、卵巢或腹腔等处种植发育的异常情况。

●孕妈妈用药要谨慎●

许多孕妈妈认为药品说明中没有提示孕妇禁用的药物就可以服用，这样的想法是完全错误的，与其盲目相信药品说明书，不如听从医生的指示。

用药原则

用药遵医嘱：既不能滥用药，也不能有病不用，可用可不用的药尽量不用。孕期生病尽量去医院就医，遵医嘱。

用疗效明确的药：避免用尚未确定对胎儿有无不良影响的新药。

用小剂量短疗程的药：用药应尽量用最小有效量，最短有效疗程。坚持合理用药，病情控制后及时停药。

不宜服用的西药

孕妇禁用的西药大部分为抗组胺药、抗感冒药、抗肿瘤药、自主神经系统药物、中枢神经系统药物、心血管系统药物、利尿剂、消化系统药物、激素等药物。

怀孕中禁用的中药

怀孕中禁用的中药大体分为六类：峻下逐水类、通络破血类、开窍类、催吐类、毒性中药、活血化瘀类等中药。

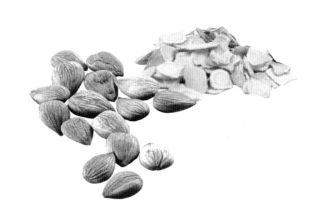

✓ 小贴士

女性在服药期间意外怀孕，应将用药情况详细告知医生，医生可以根据用药的种类、用药时胚胎发育的阶段，药物用量多少以及疗程的长短等来综合分析是否有终止妊娠的必要，要不要决定终止妊娠。

● 开始喝孕妇奶粉吧 ●

怀孕，对女性来说，是一个特殊的生理过程，一颗微小的受精卵在10个月的生长过程中需要孕妈妈储存大量的营养物质。如果孕妈妈钙摄入不足，胎宝宝就会从孕妈妈的骨骼中吸取钙来满足自身的生长需要。孕妈妈想要保证自身和胎宝宝的营养充足，最好的办法就是喝孕妇奶粉，每天喝一点孕妇奶粉，是孕妇保证营养的最佳途径，既方便又有效。

☑ **小贴士**

首先需要了解各种类型奶粉的特点，有的奶粉不含脂肪或者脂肪含量较低；有的奶粉不含乳糖，不会引起胃肠道反应；有的奶粉含有胎儿发育所需的叶酸；有的奶粉则提供了亚油酸、亚麻酸等胎儿成长必需的脂肪酸或DHA。

● 渡过最不适的孕早期 ●

孕早期可能会给一些孕妈妈带来不适感一些孕妈妈会感觉恶心、呕吐，有时候甚至由于严重脱水而需要输液。一些孕妈妈会少量流血，即使是正常的流血也会给孕妈妈带来很大的恐惧感，这段时间她们可能充满着担忧和不适。

随着孕期的推进，人体绒毛膜促性腺激素的水平会在第10周时达到最高峰，然后在第14周前下降，同时这些不适的症状也会最终消失。可能在某一天醒过来时忽然发现所有的症状都消失了。但是，有时候可能预示一些问题。所以，如果不适的症状在第10周前就忽然消失，请一定要告诉医生。

这个月 吃什么怎么吃

每个月胎宝宝和孕妈妈都需要不同的营养素

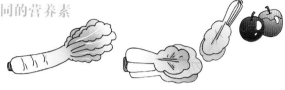

● 孕1月最需要补充的**营养素** ●

每天摄入60~80克优质蛋白质

怀孕第一个月对于孕妈妈来说，蛋白质的供给不仅要充足还要优质，每天在饮食中应摄取蛋白质60~80克，其中应包含鱼、肉、蛋、奶、豆制品等多种食物的优质蛋白质40~60克，以保证受精卵的正常发育。

每天摄入150克碳水化合物和适量脂肪

怀孕第一个月应保证每天摄入150克以上的碳水化合物保证胚胎大脑发育正常。碳水化合物主要来源于蔗糖、面粉、大米、红薯、土豆、山药等食物。母体和胎儿的必需脂肪酸来自食物中的脂肪，特别在植物油中含量较高。

科学饮水

怀孕后体内的液体大量增加，因此孕妈妈要保证每天喝足够的水，每天要喝2 000毫升（大约8杯）的水。

补充叶酸等维生素

维生素对保证早期胚胎器官的形成发育有重要作用。叶酸是与胎儿脑发育有关的重要维生素，在备孕期间补充一定量的叶酸可以防止胎儿神经管畸形、唇腭裂等。

维生素C可以帮助孕妈妈吸收钙和铁。B族维生素有营养神经的作用。如果缺乏叶酸和维生素B_{12}，有可能造成巨幼细胞性贫血。微量元素锌、铜等参与了中枢神经系统的发育。孕妈妈可以根据需求选购孕妇多维片。

☑ 叶酸不能与什么药同服

叶酸的吸收很容易受到一些药物的影响，如一般的制酸剂胃药、阿司匹林、酒精都会影响叶酸的吸收。尤其是酒精，计划怀孕及怀孕中的女性要远离酒精。

●怀孕1个月吃什么、怎么吃●

主食

主食不要太单一，米面、杂粮、干豆类掺杂食用，粗细搭配，有利于获得全面营养和提高食物蛋白质的营养价值。

蔬菜

孕妈妈膳食中，蔬菜的2/3应为绿叶蔬菜。鲜豆类如豇豆、毛豆、四季豆等蛋白质含量丰富。对竹笋一类无色、价高，且含草酸高的蔬菜应尽量少食或不食。

水果

选择应季水果，价格实惠营养丰富。柑橘、枣及含抗坏血酸丰富的水果，可以多食用。

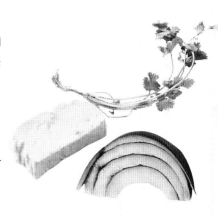

蛋奶

鸡蛋中含有丰富的钙、铁、维生素B_1和维生素B_2，为孕妈妈比较理想的食物。奶类蛋白质主要成分酪蛋白为含磷复合蛋白质，有足够的必需氨基酸，也是一种完全蛋白质。奶中脂肪颗粒细小，易于消化吸收；奶含钙丰富，易吸收，是膳食中钙的良好来源。

☑ **每天一个鸡蛋**

鸡蛋中必需氨基酸的含量和组成较其他动物性食品更为理想，是已知天然食物中最优质的蛋白质。

动物性食品

尽量选择蛋白质含量高、脂肪含量低的品种。禽肉和鱼类适合孕妈妈食用。鱼类含蛋白质丰富，脂肪以不饱和脂肪酸为主，深海鱼类脂肪中有丰富的二十二碳六烯酸（DHA），对胎儿脑和神经发育有益。

●怀孕1个月**不宜吃的食物**●

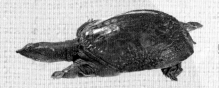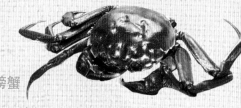

甲鱼

甲鱼性味咸寒，有较强的通络散瘀作用，尤其是鳖甲的堕胎之力比鳖肉更强。

螃蟹

螃蟹其性寒凉，有活血祛瘀之功效，故对孕妈妈不利，尤其是蟹爪，有明显的堕胎作用。

芦荟

芦荟本身含有毒素，会导致流产。

马齿苋

马齿苋汁液会使子宫收缩次数增多、强度加大，易导致流产。

薏仁

药理实验证明，薏仁对子宫平滑肌有兴奋作用，可促使子宫收缩，有诱发流产的可能。

腌制食品

腌制食品含有亚硝酸盐、苯并芘等成分，对身体不利。

●孕妈妈**每日热量需求**●

孕妈妈每日热量需求	
孕早期	需要摄取9 414千焦
孕中晚期	需要摄取10 460千焦

● 学会测算 食物的热量 ●

事实上，要将食物热量精确计算出来是很难的，因此我们采用近似值的方法，以376.6千焦（90千卡）为一个计算单位举例。

种类	热量
主食	1/4碗（普通大小）米饭、半碗稀饭或半碗面条≈376.6千焦（90千卡），2个馒头≈1046千焦（250千卡）
蔬菜	600克的蔬菜≈418.4千焦（100千卡）
水果	300克西瓜、2个橘子≈418.4千焦（100千卡）
肉类	37克瘦肉、20克肥肉≈418.4千焦（100千卡）
鸡蛋	1个煮鸡蛋≈335千焦（80千卡），1个煎荷包蛋≈502千焦（120千卡）

常见食物热量表

食品名称	千卡/100克	食品名称	千卡/100克	食品名称	千卡/100克
粳米	348	猪肉（肥）	816	山药	67
小米	358	猪肉（瘦）	592	西蓝花	40
薏米	357	猪蹄	443	莲藕	70
面条	109	猪肝	130	豆角	31
馒头	208	牛肉（瘦）	106	番茄	20
玉米	336	酱牛肉	246	韭菜	29
豆腐皮	409	羊肉（肥瘦）	220	黄瓜	16
燕麦	350	鸭肉	353	冬瓜	14
黑豆	381	鸡肉	526	葡萄	58
豆腐	98	苹果	69	樱桃	58

● 孕妈妈一日的**餐单建议**●

食物属性	食物种类
早餐	粥、汤，搭配点心、面包、三明治等，也可增加鸡蛋、蔬菜等
加餐	如果早餐喝牛奶会使肠胃不舒服，可以加餐时候喝，喝牛奶前先吃两片饼干，促进营养吸收
中餐	要记得帮自己点一份青菜，尽量不吃过于油腻的菜
加餐	可以带一些坚果、豆制品、水果和饼干在身边，以备肚子饿时加餐
晚餐	适量少吃主食，以降低摄入的热量，但是要吃肉和蔬菜

● 一周饮食**搭配示例**●

	早餐	午餐	晚餐
周一	牛奶、面包、火腿肉	米饭、肉片鲜蘑、松仁玉米	米饭、排骨萝卜、白菜粉丝
周二	二米粥、煮鸡蛋、炝三丝、苹果	米饭、清炖牛肉番茄、苦瓜煎蛋	烙酸奶饼、玉米面粥、桃仁芹菜
周三	豆腐脑、桃酥、什锦菜	米饭、馒头、香菇扒油菜	馒头、八宝粥、冬笋木耳
周四	胡萝卜粥、花卷、腌鸭蛋、小黄瓜	米饭、八宝粥、醋烹豆芽、焖扁豆	蒸红薯、绿豆粥、烧栗子、冬瓜
周五	金银卷、牛奶、炝青笋	米饭、红烧排骨、双耳南瓜汤	八宝粥、醋烹豆芽、焖扁豆
周六	豆浆、馒头、豆芽拌海带丝	米饭、红烧鸡块、紫菜蛋花汤	二米粥、烙饼、西芹百合、蒜蓉西蓝花
周日	豆沙包、二米粥、蒜蓉茄泥	芸豆米饭、番茄圆白菜、炒油麦菜	八宝粥、醋烹豆芽、焖扁豆

本月话题：教你计算预产期

虽然只是预算的时间，但是很有必要知道

一旦知道自己怀孕了，孕妈妈最想知道的就是胎宝宝何时会出生。根据预产期预算法则，从最后一次月经的首日开始往后推算，怀孕期为40周，每4周计为1个月，共10月。

内格利计算法则

适合月经规律的女性。从末次月经开始向后计算40周，这段时间就是预产期。用公历计算末次月经月份减3或加9，天数加7。用农历计算，则月份减3或加9，天数加15。若月经周期为25天，预产期为在原有天数上相应减5；若月经周期为40天，则预产期为在原有天数上加10。

胎动日期计算

如果记不清末次月经日期，可以依据胎动日期进行推算。一般胎动开始于怀孕后的18～20周。计算方法为：初产妇是胎动日加20周；经产妇是胎动日加22周。

B超检查

月经不规律或者忘记末次月经的女性可以去医院咨询专业医师来计算预产期。一般医院可通过B超检查推算出预产期。

根据基础体温曲线计算

将基础体温曲线低温段的最后一天作为排卵日，从排卵日向后推算264～268天，或加38周。

本月胎教

宝宝的璀璨人生从胎教开始

● 保持好心情 ●

怀孕期间，孕妈妈心情好坏是决定宝宝性格健全与否的一个至关重要的因素。如果孕妈妈的心情好，宝宝也会安静愉快；如果孕妈妈的心情不好，那么宝宝也会急躁。所以为了自己的宝宝着想，孕妈妈应该时时刻刻都注意调整自己的情绪，让自己保持愉悦的心情。

做自己喜欢做的事

我们在做自己喜欢做的事情的时候，往往心情非常愉快。所以，孕妈妈可以选择一些自己喜欢做的事，以对健康有益为前提。

多吃水果和蔬菜

水果蔬菜营养丰富，其特殊的芬芳有助于改善情绪，使你的心情平静。

● 胎教从优孕开始 ●

让胎儿得到足够的营养

在妊娠的初期，你可能不知道自己已经怀孕。实际上，在这期间，胎儿的发育是最容易受影响的。所以要保证自己身体健康，吃得好，休息好。

经常哼唱，好处多多

有专家指出，哼唱可以使孕妈妈保持愉悦的心情，让体内各个系统始终处于良好的状态，为胎儿提供一个优质的生长环境。

音乐胎教：《森林狂想曲》、《绿色方舟》

专辑名称	《森林狂想曲》、《绿色方舟》
作者	吴金黛等
出品公司	风潮唱片公司

可以被称为中国的Newage音乐。跟班得瑞的音乐虽然同属一派，但带给耳朵和心灵的享受却完全不同。在沁人心脾的旋律里收录了真实的海洋、调皮的虫鸣、清亮的鸟啼、辽远的风浪……这一切美妙的声音组合，如同仰卧于沙滩看一朵朵海浪涌来，又好像置身丛林与花儿对话听它讲述生命的色彩。整个专辑的制作过程耗时5年，深入山林实地录音，共收集台湾鸟类、蛙类、蝉类、虫类、山羌、猕猴、飞鼠、溪流等100多种自然声音。这样的作品一定会让每一位中国准妈妈都喜欢哦！

音乐胎教：《琵琶相》

专辑名称	《琵琶相》
作者	林海
出品公司	风潮唱片公司

全方位才子林海颠覆琵琶，震撼乐坛划时代的作品。在琵琶开始流传的三千年后，林海以自己的音乐才华，挑战传统，融合现代，颠覆你的琵琶印象。

12首现代精致创作，将琵琶的渊源文化隐含其中，丰富的曲风在林海的巧思下融合，时而甜美，时而轻巧，时而壮阔，时而婉转，娓娓诉说三千年来众生相。准妈妈听到其中的旋律一定会感觉心旷神怡。专辑中的一些音乐对于进行抚摩胎教或是冥想胎教都是非常好的搭配。

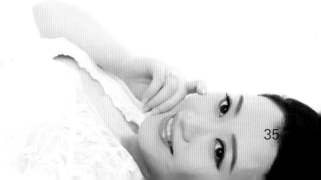

●艺术胎教：《星月夜》●

《星月夜》是后印象主义画派代表人物文森特·威廉·凡·高的油画名作。这幅画描绘了一个夸张变形与充满强烈震撼力的星空景象。那卷曲旋转巨大的星云，那一团团夸大了的星光以及那一轮令人难以置信的橙黄色的明月，大约是画家在幻觉和晕眩中所见。对凡·高来说，画中的图像都充满着象征的含义。

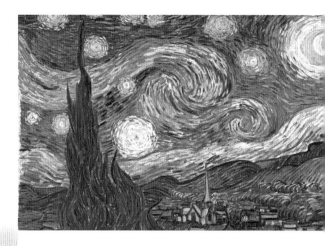

那轮从月食中走出来的月亮，暗示着某种神性，让人联想到凡·高所乐于提起的一句雨果的话："上帝是月食中的灯塔。"而那巨大的、形如火焰的柏树以及夜空中像飞过的卷龙一样的星云，也许象征着人类的挣扎与奋斗的精神。

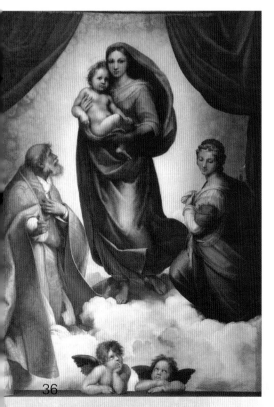

●艺术胎教：《西斯廷圣母》●

拉斐尔的画对美丽与神圣、爱慕与敬仰的表达都恰到好处，使人获得一种纯洁、高尚的精神享受。画中圣母脚踩云端，代表人间权威的统治者教皇西斯廷二世，身披华贵的教皇圣袍，取下桂冠，虔诚地欢迎圣母驾临人间。圣母的另一侧是圣女渥瓦拉，她代表着平民百姓来迎驾，她的形象妩媚动人，沉浸在深思之中。她转过头，怀着母性的仁慈俯视着小天使，仿佛同他们分享着思想的隐秘，这是拉斐尔的画中最美的一瞬间。人们忍不住追随小天使向上的目光，最终与圣母相遇，这是目光和心灵的汇合。

● 语言胎教：古诗词名句赏析 ●

《摸鱼儿·雁丘词》

（金）元好问

问世间，情为何物，直教生死相许？
天南地北双飞客，老翅几回寒暑。
欢乐趣，离别苦，就中更有痴儿女。
君应有语：
渺万里层云，千山暮雪，只影向谁去？
横汾路，寂寞当年箫鼓，荒烟依旧平楚。
招魂楚些何嗟及，山鬼暗啼风雨。
天也妒，未信与，莺儿燕子俱黄土。
千秋万古，为留待骚人，狂歌痛饮，来访雁丘处。

《鹊桥仙》

（汉）佚名

我欲与君相知，长命无绝衰。
山无棱，江水为竭，冬雷震震，
夏雨雪，天地合，乃敢与君绝！

《无题·飒飒东风细雨来》

（唐）李商隐

飒飒东风细雨来，芙蓉塘外有轻雷。
金蟾啮锁烧香入，玉虎牵丝汲井回。
贾氏窥帘韩掾少，宓妃留枕魏王才。
春心莫共花争发，一寸相思一寸灰！

《鹊桥仙》

（北宋）秦观

纤云弄巧，飞星传恨，银汉迢迢暗度。
金风玉露一相逢，便胜却人间无数。
柔情似水，佳期如梦，忍顾鹊桥归路。
两情若是久长时，又岂在朝朝暮暮。

《金缕衣》

（唐）杜秋娘

劝君莫惜金缕衣，劝君惜取少年时。
花开堪折直须折，莫待无花空折枝。

《竹枝词二首·其一》

（唐）刘禹锡

杨柳青青江水平，闻郎江上唱歌声。
东边日出西边雨，道是无晴却有晴。

●趣味胎教：鸭梨●

材料：小米、绿豆、黑豆、毛线、卡纸、画笔、胶水

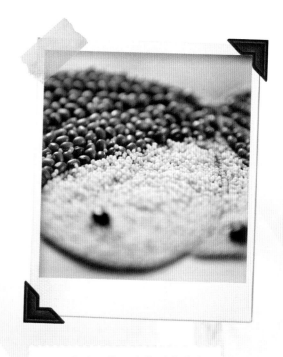

步骤1:取一张彩色卡纸作为底板。

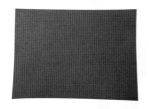

步骤2:在卡纸上用画笔画出鸭梨的图案。

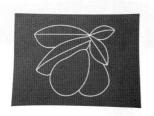

步骤3:将毛线按图案剪成适当长度后用胶水粘贴上去。

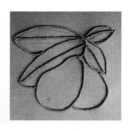

步骤4:将卡纸上涂抹一些胶水，将米粒粘贴好，阴影部分用黑豆代替，鸭梨就完成了。

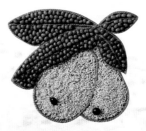

●趣味胎教：白菜●

材料：彩泥、牙签

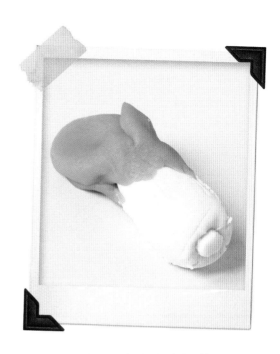

步骤1:取一块绿色的彩泥和一块白色的彩泥。

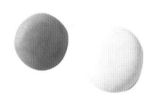

步骤3:将绿色的彩泥捏成片状的菜叶。

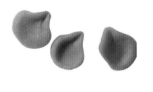

步骤2:将白色的彩泥捏成一头大一头小的形状。

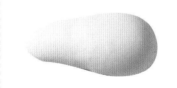

步骤4:将菜心与菜叶组合到一起，用牙签扎出菜根，一颗大白菜就完成了。

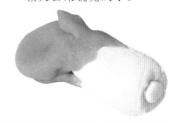

●趣味胎教：萝卜●

材料：彩泥

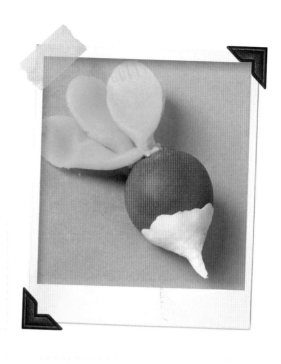

步骤1：取绿色、白色和红色彩泥各一块。

步骤2：将红色彩泥搓成圆形作为萝卜的主体。

步骤3：将白色彩泥捏成沙漏状。

步骤4：将捏成沙漏状的彩泥粘在萝卜上作为根部。

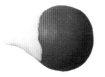

步骤5：将绿色的彩泥先搓成条状。

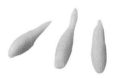

步骤6：用手指按压一段成为叶片状，用梳子压出叶脉。

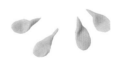

步骤7：将叶子与萝卜粘在一起，一个萝卜就完成了。

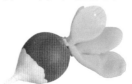

怀孕第2个月 （5～8周）
开始有早孕反应

导读 这个月是一个幸福与不安的交织期，相信在45天左右，首次看到宫内有着胎心胎芽的健康胚胎时，你一定充满了幸福。这个月也会迎来早孕反应，因为个体差异早孕反应强弱不同。生活上要小心谨慎，避免发生流产。要重点补充叶酸。翻看本章，让专家带着你一起安全度过本月。

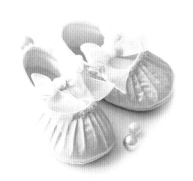

胎儿发育 周周看

宝宝在"小屋里"正发生着翻天覆地的变化

● 第5周 大脑发育的第一个高峰 ●

卵黄囊

卵黄囊为宝宝制造红细胞、供应各种营养物质。在胎盘发挥功能之前，承担胎盘的任务。

胚胎

宝宝的所有器官和身体各部分，都是由胚胎的外胚层和内胚层这两层细胞群发育而成的。

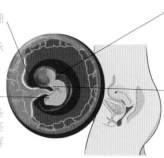

羊膜囊

下周结束的时候，这个空腔就会包裹住胚胎并且在你的整个孕期成为胎儿的家。

大脑

脑与脊髓开始形成，肝脏和肾脏开始发育，肌肉和骨骼也开始形成。

在本周，我只是一个胚胎，但是我已经开始生长，就像一根小绿豆芽。我的中枢神经系统开始发育了，脑与脊髓开始形成。我的肝脏和肾脏也开始发育，肌肉和骨骼开始形成。

● 第6周 胳膊和腿渐现小萌芽 ●

最初的胎盘

最初的胎盘上的微小突起从孕妈妈的血液中获取养分和氧，并将其输送到宝宝体内。

卵黄囊

卵黄囊很快将停止向发育中的胎盘输送养料。

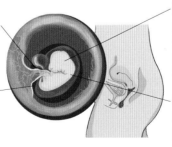

胚胎

胚胎正在你的子宫深处迅速生长，胎宝宝的心脏开始有规律地跳动，不过你还无法感觉到。

神经管

神经管由胚胎最上层的细胞形成，将会发育成宝宝的脑、脊髓。

我已经有了脑，头部也开始形成。肾脏和肝脏等器官继续发育，神经管开始连接脑和脊髓。原始的消化道及腹腔、胸腔、脊椎开始形成，四肢也有了小小的芽儿。现在的我拥有了自己的血液，并在心脏的跳动中开始循环。

● 第7周 脑垂体开始发育，我更聪明了 ●

下颌
胎宝宝的小嘴巴里面开始形成舌头和声带。

臂芽
胎儿已经长出像船桨似的小手，正在发育的手指间长有厚厚的蹼。

心脏隆突
胎宝宝的心跳速度几乎是你的两倍，他的心脏开始分化成心室和心房。

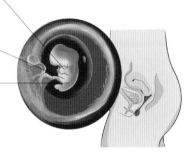

现在的我就像一颗豆子那么大，尾巴基本消失。我的头特别大，在眼睛的位置上有两个黑黑的小点，开始有了鼻孔，而且腭部也开始发育了，耳朵的位置明显凸起。我的四肢开始变长，手指也开始发育。我的心脏开始划分成心房和心室，每分钟的心跳在150次左右。

● 第8周 在羊水中自由活动 ●

眼睑
胎宝宝的眼睑盖住了部分眼球。

脐带
胎儿正在发育的肠道有一段会膨出进入脐带。

尾骨
胎儿身体上状似尾巴的东西，其实是延伸出来的尾骨，几周后就会消失。

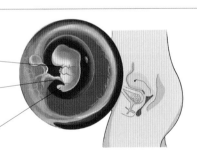

我依然被称作胚胎，但是我已经有了舌头和鼻孔，鼻尖也出现了，腭部融合成了嘴巴，眼睛和内耳也到了发育的关键时期。我的心脏开始正常跳动，各个内脏器官初具规模。我的骨头开始变硬，四肢变长且开始形成关节。在本周我可以在羊水中自由自在地活动了，这时我才不到3厘米长。

孕妈妈变化 周周看

你能感觉到子宫里住着一颗"小樱桃"吗

● 第5周 月经过期不至 ●

怀孕第5周，一部分孕妈妈可能会有轻微的不适，出现类似感冒的症状，如周身乏力、发热、发冷、困倦思睡、不易醒、疲劳等。此时，要少安毋躁，你马上就要进入丰富多彩的孕期生活了。

● 第6周 早孕反应的其他症状初见端倪 ●

此时，孕妈妈的体重会增加400～750克，子宫略为增大，如鸡蛋般大小，子宫质地变软。这期间，孕妈妈怀孕后心理和生理上都会有变化，形成了孕妇特有的行为心理应激。体内除了雌激素发生改变外，其肾上腺激素分泌亢进，这可能会使孕妈妈比较紧张。

● 第7周 早孕反应加剧 ●

孕妈妈开始变得慵懒，在白天也时常昏昏欲睡，厌倦说话，不愿做家务。最好不要外出旅行，过量的运动和劳累有可能导致流产。

● 第8周 由怀孕而引起的腹部不适 ●

在本周内，胚胎开始有第一个动作，遗憾的是孕妈妈感觉不到。现在孕妈妈的情绪波动很大，有时会很烦躁，但要注意，孕早期6～10周是胚胎腭部发育的关键时期，如果你的情绪过分不安，会影响胚胎的发育。在怀孕前3个月，你一定要坚持补充叶酸，并且食用富含微量元素的食物。

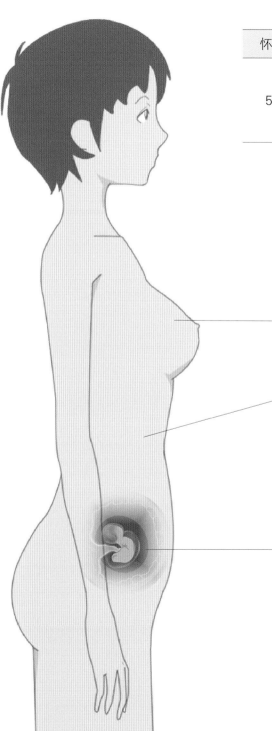

怀孕周数	要检查的项目
5～8周	黄体酮检测，怀孕后黄体酮值会升高，如果黄体酮值低可能引起流产，需要口服黄体酮来提高黄体酮值

乳房：乳房稍变硬，乳头颜色变深并且变得很敏感或有疼痛感。因个体差异，有的孕妈妈无此变化。

体重：和孕前差不多，没有特殊的变化。

盆腔：多数孕妈妈会出现尿频、白带增多、腰腹部酸胀等。

这个月 你最关心的问题

不同阶段，孕妈妈都有特别需要注意的事情

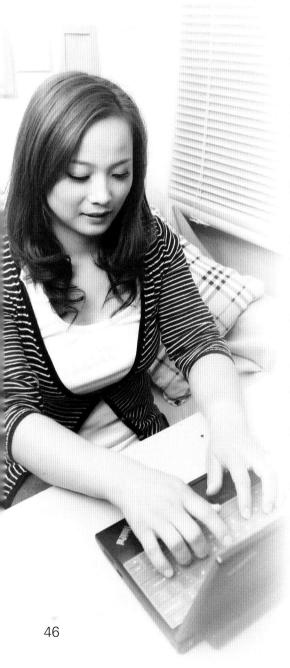

●防辐射必读●

少用微波炉

微波炉会给孕妈妈带来危害，尤其是在孕早期，微波电磁辐射有可能会导致胚胎畸形。

安全使用复印机

复印机的辐射会对孕妈妈造成影响，孕妈妈使用复印机时，身体距离机器60厘米为安全距离。

少用电脑

电脑周围产生高频电磁场，孕早期长期使用电脑可能影响胚胎发育。另外，长时间坐在电脑前，将会影响孕妈妈心血管、神经系统的功能，盆底肌和肛提肌也会因劳损而影响自然分娩。

避免使用电磁炉

孕妈妈最好避免使用电磁炉。如需要用，建议使用电磁炉专用的锅具，减少电磁外泄。用完后及时切断电源。

● 警惕病理性腹痛 ●

怀孕初期的病理性腹痛与怀孕引起的腹部不适难以区别。若孕妈妈出现比较严重且持续的腹痛，需要及时去医院诊治。

宫外孕：大多一侧腹痛且伴有出血

当腹痛加重同时伴有出血症状时，有可能是发生了宫外孕。受精卵着床于输卵管上形成子宫外孕时，可能导致输卵管的破裂，虽出血不多，但是腹部会突然感觉剧痛。

子宫肌瘤或卵巢囊肿：绞痛、腹部膨大

子宫肌瘤可能在怀孕期间变大，会导致孕妈妈肌瘤扭转或变性坏死，直接影响胎儿发育。因子宫肌瘤而产生的腹痛来得比较突然，痛点也固定在肌瘤局部。如果症状比较严重，并且持续时间比较长，伴有出血，一定要尽早就诊。

先兆流产：下腹疼痛或伴有流血

少量出血，伴随着下腹的疼痛，孕妈妈需要留意，这可能是流产的前兆。

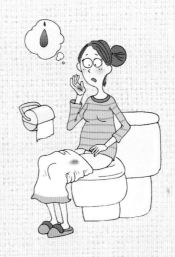

阑尾炎：腹部有压痛、恶心、呕吐

阑尾炎初期一般会出现下腹压痛、恶心、呕吐、腹部肌肉紧绷等。盲肠的位置会随着怀孕周数增加而向上推挤，疼痛的位置也随之改变。

 出现下腹刺痛
是否正常

一般生理性下腹刺痛不严重，发作时间短暂，且没有流血症状。主要是因为怀孕后子宫变大，子宫韧带受到牵拉导致的。如果担心宫外孕或先兆流产建议做B超检查。

●产检时间表●

产检时间		
产检的次数	怀孕的周数	需要检查的项目
第一次产检	孕12周	初次产检（血压、体重、宫高、腹围、多普勒）、孕期营养监测、B超、心电图、MDI分泌物
第二次产检	孕16~20周	产检（血压、体重、宫高、腹围、多普勒胎心）、唐氏筛查、血常规+血型、尿常规、肝功+两对半、血糖、血钙、血脂、丙肝抗体、梅毒反应素、HIV抗体、优生四项（巨细胞病毒、单纯疱疹病毒、风疹病毒、弓形虫）、微量元素
第三次产检	孕20~24周	产检（血压、体重、宫高、腹围、多普勒胎心）、妊娠期高血压预测、妊娠期糖尿病筛查（糖筛）、大畸形筛查
第四次产检	孕28~30周	产检（血压、体重、宫高、腹围、多普勒胎心）、B超、血常规、尿常规
第五次产检	孕32~34周	产检（血压、体重、宫高、腹围、多普勒胎心）、血常规、尿常规
第六次产检	孕36周	产检（血压、体重、宫高、腹围、多普勒胎心）、胎心监护
第七次产检	孕38周	产检（血压、体重、宫高、腹围、多普勒胎心）、胎心监护
第八次产检	孕39周	产检（血压、体重、宫高、腹围、多普勒胎心）、胎心监护
第九次产检	孕40周	产检（血压、体重、宫高、腹围、多普勒胎心）、胎心监护、B超、血凝四项、血常规、尿常规、心电图

✓ 小贴士

　　由于在第12周前是最易发生流产的时期，如果孕妈妈出现下腹痛或阴道出血等状况，应及时到医院做检查。有家族遗传病史的孕妈妈可做绒毛膜采样。

第一次产检时间

第一次产检的时间，应该从确认怀孕开始，不要超过怀孕3个半月。

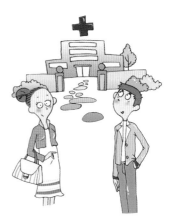

孕期产检的次数

孕妈妈在做完第一次产检后，可根据医生的建议，每4周检查1次，到了第28周以后每2周检查1次，第36周以后每周检查1次直到分娩。

孕期腹围的变化

时间	变化
孕20~24周	腹围增长最快，每周可增长1.6厘米
孕24~36周	腹围每周增长0.8厘米
孕36周以后	腹围增长速度减慢，每周增长0.3厘米

孕期宫高的变化

时间	变化
孕16~36周	宫高每周增长0.8厘米，平均增长0.9厘米
孕36~40周	每周增长0.4厘米
孕40周以后	由于胎头入盆，宫高不再增长，反而下降

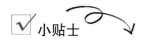 小贴士

如果连续两次或间断三次测量的宫高值偏高，则提示异常；宫高值偏高可能是多胎、羊水过多、臀位、胎头高浮、胎儿畸形、巨大儿、骨盆狭窄、头盆不称、前置胎盘等情况导致。

这个月 吃什么怎么吃

每个月胎儿和孕妈妈都需要不同的营养素

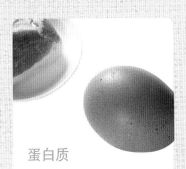

蛋白质

怀孕两个月，对于蛋白质的摄入，不必刻意追求一定的数量，但要注重保证质量。

碳水化合物和脂肪

怀孕两个月，人体可以动用自身储备的脂肪，如果不愿意吃脂肪类食物，不必勉强自己。也可以从豆类、蛋类、奶类中补充少量脂肪。含淀粉丰富的食品多吃一些，以提供必需的能量。

●孕2月最需要补充的营养素●

维生素

维生素是人体必需的营养物质，也是胎儿生长发育必需的物质，特别是叶酸是此时期必须补充的。

钙、锌、铁

孕妈妈要加强钙、锌、铁的摄取量，每天多吃一些富含钙、锌、铁的食物，对你会更有帮助。

均衡饮食做到8个"1"	
1杯牛奶	可补充优质的蛋白质和钙
1个鸡蛋	鸡蛋富含蛋白质和含卵磷脂
1份主食	可提供能量和B族维生素
1份蔬菜	蔬菜250克，可提供维生素、矿物质和膳食纤维
1份水果	可提供果糖、果胶、维生素、矿物质和膳食纤维
100克豆制品	可提供优质的植物蛋白质
100克肉制品	可给人体提供优质的动物蛋白质
1壶水	每天喝6~8杯水，即1200~1500毫升，可促进身体的新陈代谢

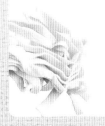

● 坚持补充叶酸 ●

　　叶酸对胎儿神经管的发育至关重要，适量摄入叶酸可以减小胎儿神经管畸形的发生率。叶酸还可以预防孕妈妈贫血，因此整个孕期都要注意补充叶酸。胎儿神经管发育的关键时期是在怀孕的17～30天。绿色蔬菜、豆类食物、动物肝脏、瘦肉、鱼、蛋等食物中都含有丰富的叶酸。孕妈妈的叶酸需求量为每日400微克。

● 减轻孕吐的办法 ●

摄入适量的蛋白质

　　孕妈妈每天的蛋白质供给量以80克为宜。怀孕8周内，摄入适量蛋白质即可。

利用水果烹煮食物

　　本周的妊娠反应更加强烈，呕吐剧烈的孕妈妈可以尝试用水果入菜，如利用柠檬、脐橙等烹煮食物来增加食欲。

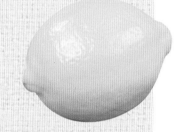

可缓解孕吐的几种食物

　　以下食物，可以缓解孕吐。姜：切薄片，加白糖、盐稍渍，恶心时含食或嚼食一片。甘蔗：可用甘蔗汁30～50毫升，加生姜汁5滴，晨起空腹时慢慢喝下。橘皮：用橘皮泡茶喝。紫苏叶：泡茶喝，也可在烹调鱼、肉、虾时加入紫苏叶4～5片。芦根：煎水代茶饮。萝卜：生嚼或绞汁饮服。冬瓜：宜用冬瓜煨食，有清热、化痰、和胃的作用。

●这些食物能不能吃●

从你宣布怀孕开始，身边的亲戚、朋友和同事甚至是陌生人都会给出一些建议，说这些不能吃，那些要多吃。究竟这些建议对不对呢？

咖啡因

适量的咖啡与胎儿先天缺陷或是怀孕并发症并没有关系。一杯咖啡里含有咖啡因的量约200毫克。一罐可乐内咖啡因含量为35～55毫克，绿茶内的咖啡因含量大约为25毫克，一块巧克力的咖啡因含量大约为35毫克。孕妈妈在孕期每天喝适量的咖啡（不超过一杯）没有问题。

熟食

熟食制品在包装之前，潜在李斯特菌污染。如果将其重新加热就比较安全了。当然，熟食制品也存在着含有亚硝酸盐这方面的问题。有些类型的癌症已经证实了与亚硝酸盐相关，所以孕妈妈尽量少吃熟食制品，吃时也尽量重新加热。

寿司

很多人认为怀孕期间寿司是一种禁忌的食物，其实胎儿先天性缺陷与寿司的摄入无关。像生肉、生鱼片都可能含有细菌或寄生虫，但煮熟或素寿司都是安全的。专家建议孕妇避免食用生肉制成的寿司。

海鲜

在怀孕期间，一定要注意吃不受污染的海鲜。对于孕妈妈来说，经常大量食用含汞量高的海鲜类，汞就会通过胎盘进入胎儿体内，对胎儿的脑神经、肝、肾等多种器官造成损害。

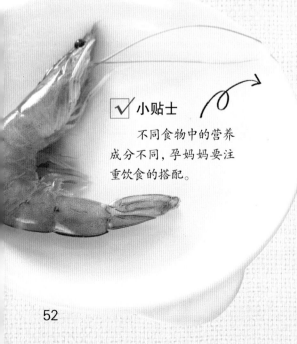

✓ 小贴士

不同食物中的营养成分不同，孕妈妈要注重饮食的搭配。

蜂蜜

有一则很有意思的谣言："胎儿消化不了蜂蜜，所以孕妇不应该食用蜂蜜。"事实上胎儿并不能消化任何东西，而是孕妇在消化东西。胎儿只是简单地通过胎盘的过滤从孕妇食用的食物里吸收营养。所以孕妇完全无须担心因食用蜂蜜而对胎儿造成任何危害。

螃蟹

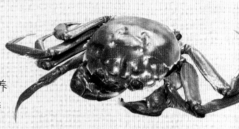

螃蟹中含蛋白质、脂肪、碳水化合物、磷、铁和各种维生素等多种营养成分，有散瘀血的功能，对身体有很好的滋补作用。螃蟹不但味美，而且营养丰富，是一种高蛋白的补品，所以孕妈妈可以吃螃蟹。但螃蟹性寒，尽量少吃。

兔肉

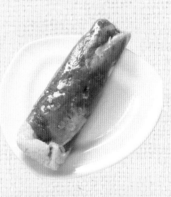

一直以来都流传孕妇不能吃兔肉，认为孕妇吃了兔肉产下的孩子会有兔唇。其实孕妇是可以吃兔肉的，从医学观念讲，兔肉营养价值高、易消化、含有高达24％的全价蛋白，丰富的B族维生素复合物以及铁、磷、钾等。

桂圆

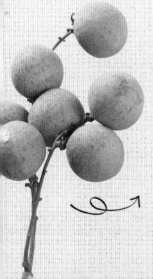

桂圆味甘性温，具有补心安神、养血益脾的功效。既能补脾胃之气，又能补营血不足，单用桂圆熬膏或配合其他益气补血药物同用，可治气弱血虚之症。孕妈妈可以吃桂圆。

☑ 养成良好的饮食习惯

不同食物中营养成分不同，孕妈妈要注重饮食的搭配，不要偏食。主食、蛋类、蔬菜、水果、肉类要搭配着吃。

本月话题：早孕反应的应对

早孕反应虽说是正常现象，却让孕妈妈很"难过"

●常见的早孕反应●

孕吐

孕吐是多数孕妈妈都会经历的，有的敏感女性在很早的时候就可能产生孕吐。孕早期的呕吐主要是由于绒毛膜促性腺激素的升高、黄体酮增加引起胃肠蠕动减慢且胃酸分泌减少引起的。孕吐有时也会受精神的影响，这也是怀孕的正常表现。

疑似感冒症状

怀孕的征兆因人而异，很多女性会出现类似于感冒的症状，体温升高、全身乏力、发冷……这种情况在怀孕初期会一直持续。这时对于计划怀孕的女性来说一定要谨慎，不能乱吃药，要去医院检查是否怀孕了。

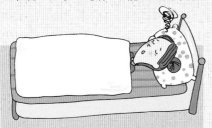

变懒嗜睡

平常活泼好动、精力充沛的女性，忽然变得"懒"了，对什么事都提不起兴趣，经常发困、犯懒，不用担心，这些可能是早孕反应。

乳房胀痛

在停经之后，乳房胀痛，而且逐渐增大，乳头刺痛，乳晕变大，并出现褐色结节，乳房皮下可见静脉扩张。这种乳房发胀不会伴有发热，也不会有其他异常现象，是一种正常的早孕反应。

● 早孕反应什么时候开始 ●

　　一般来讲，女性在怀孕40天以后会出现轻微呕吐现象，不过有的人会在怀孕后一个月左右出现呕吐，有的人整个孕期都没有呕吐。嗜睡、怕冷、不喜欢油烟味等这些症状通常出现在停经6周以后，一般持续到怀孕三个月。有的人早孕反应持续的时间比较长，直到16～18周才消失。

● 如何减轻早孕反应 ●

保持愉悦的心情

　　出现早孕反应时，不要太在意，尽量保持豁达和轻松的心情。对早孕反应过于担心，可能会加重不适症状。

不要过于担心胎儿的营养问题

　　大部分孕妈妈认为发生早孕反应时，自己不能充分吸收营养，所以担心胎儿的发育情况受影响。但是事实上胎儿能够从母体血液中优先获得自己所需的营养，所以孕妈妈不要于担心胎儿的营养问题。

● 早孕反应吃什么 ●

吃易于消化的食物

　　早晨醒来后，吃一些易于消化的食物。比如，涂有果酱的面包或饼干、温热的牛奶等。此外，要及时补充因呕吐而流失的水分，多喝果汁、汤、白开水等。

利用酸味提高食欲

　　许多女性在怀孕后喜欢吃酸味食物，因为酸味可以提高食欲。做菜时，可以放些食醋或柠檬。

少量多餐

　　每种食物最好都要少量摄取。喜欢的食物也要少吃，而且要细嚼慢咽。

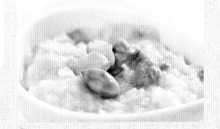

●怀孕2个月的胎教重点●

这一时期是胚胎发育最关键的时期，胚胎对致畸因素特别敏感，因此不要接触对胚胎有不良影响的事物。要以很好的精神状态来面对孕早期的早孕反应，并且要保证胚胎的营养需求。此时的胎教可以选择散步、听音乐、练习书法等，一定要避免剧烈的运动，不与小动物接触，排除噪声，情绪调节稳定。准爸爸要主动照顾和关心孕妈妈，关心妻子饮食状况，及时为她准备可口的饭菜。

●情绪胎教：练习书法●

孕妈妈可以去书店买一本书法临摹字帖，每天练写一页或两页，这样慢慢地积累下来，既可以培养自己认真细致的态度，也可以为胎儿提供一种安静的生长环境。练习书法的时间易于调配，工作的孕妈妈，在忙碌之余提笔写字，自能悠游其间，获得心灵的宁静；而较有闲暇时间的孕妈妈，如果能提笔练字，可以用练习书法来充实生活。

●艺术胎教：毕加索的《梦》●

创作背景

1927年，47岁的毕加索与长着一头金发、体态丰美的17岁少女初次相遇，从此，这位少女便一直成为毕加索绘画和雕刻的模特儿。又过了17年，64岁的毕加索在给她的生日贺信中说："对我来说，今天是你17岁生日，虽然你已度过了两倍的

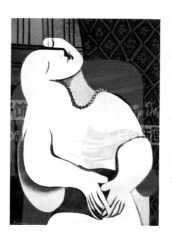

岁月，在这个世界上，与你相遇才是我生命的开始。"《梦》这幅画作于1932年，可以说是毕加索对真爱的最佳体现。

作品赏析

《梦》是与《镜前的少女》同一年完成的，就平面分解特点来看，两者有异曲同工之妙。但《梦》要简洁得多，只用线条轮廓勾画女性人体。并置于一块红色背景前，女人肢体没有作更大分析，只稍作夸张划分，色彩也极其单纯。

艺术胎教：《维纳斯的诞生》

《维纳斯的诞生》一画，原是为装饰劳伦佐的别墅而作，作于1485年间。据说，画家从波利齐安诺一首长诗《吉奥斯特纳》中受到启迪，诗中形容维纳斯女神从爱琴海中诞生，风神把她送到岸边，春神又从右边急忙迎来，正欲给她披上用天空的星星织成的锦衣，纷飞的鲜花加强了这种诗的意境。

画家处理这个场面时，舍弃了原诗中一些喧闹的描写，把美神安排在一个极幽静的地方，背景是平静而微有碧波的海面。维纳斯忧郁地站在象征她诞生之地的贝壳上，她的体态显得娇柔无力，对迎接者以及这个世界似乎缺乏热烈的反应。它告诉观者，女神来到人间后对于自己的未来，不是满怀信心，而是充满着惆怅。

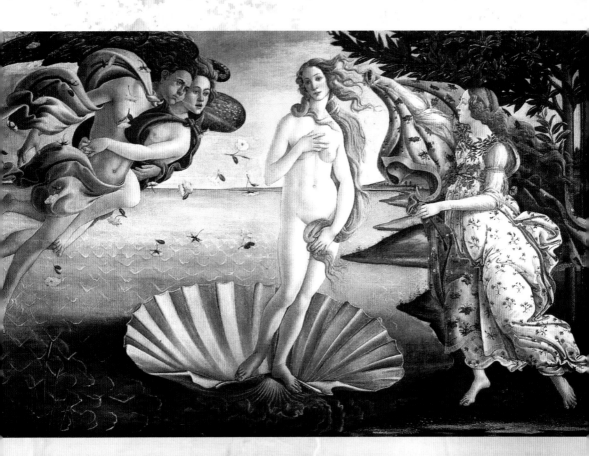

● 音乐胎教：《巫娜古琴系列》●

专辑名称	古琴专辑系列《一花一世界》、《一叶一菩提》、《天禅》等
作者	巫娜
出品公司	深圳音像公司

胎教这种文化主张，本是数千年前中国人提出来的，更是中国胎育智慧的结晶体现，绝非很多妈妈认为的舶来品。因此，我们也主张中国人要用中国人自己的音乐做胎教。中国的古老艺术形态中，琴是放在第一位的，所以，如孔子这样的教育家都会边抚琴边教学，在我国的古典文化中，古琴是能够承载中国古典音乐、文学、美学的一种神奇的乐器。胎宝宝对于古琴音乐的喜欢绝对超过我们的想象，因为胎宝宝对古琴的次声波非常敏感，听古琴音乐对胎宝宝4个月之后听力及大脑发育有着良好促进作用，而且孕妈妈的情绪在优美旋律中也会沉静下来。

● 音乐胎教：班得瑞的轻音乐 ●

很多准妈妈在孕前就喜欢班得瑞的轻音乐。他的音乐的确是可以很好地舒缓准妈妈的情绪。

班得瑞是瑞士一个音乐团体，其作品以环境音乐为主，亦有一些改编自欧美乡村音乐的乐曲，另外还有相当数量的是重新演奏一些成名曲目。

班得瑞最独特之处莫过于每当执行音乐制作时，从头到尾都深居在阿尔卑斯山林中，坚持不掺杂丝毫的人工混音，直到母带完成！置身在欧洲山野中，让班得瑞拥有源源不绝的创作灵感，也找寻到自然脱俗的音质。虫声、鸟鸣、花落流水，都是深入山林、湖泊，走访瑞士的阿尔卑斯山、罗春湖畔、玫瑰峰山麓、少女峰等处实地记录。

专辑名称：《初雪》　专辑名称：《清晨》　专辑名称：《月光》
专辑名称：《儿时记忆》　专辑名称：《春野》

●电影欣赏：《我的左脚》●

这是一个有人物原型的电影，值得一看。主角是一个被大部分家人放弃的残疾孩子，但是他的母亲没有放弃他，他自己也没有放弃自己。之所以推荐准妈妈看这部影片，是因为没有一个女性天生会做母亲，我们能在电影中找到一个母亲成长的原则或路径，爱，是给孩子最需要的而不是你认为最需要的。孕育阶段母爱真正的体现更应该是坚定母乳喂养和自然分娩的信心。

●电影欣赏：《帝企鹅日记》●

本片是2005年法国生态纪录片，记录了南极洲的皇帝企鹅每年为了生存和繁衍而进行艰苦繁衍的过程，它结合了爱、勇气、冒险与戏剧化的元素，在观赏中我们不觉间总会把它们人类化甚至是家庭化。导演吕克·雅克本是自然学家，相信他是以生物进化的角度去观察每一个生命。还推荐准妈妈欣赏《地球》、《海洋》、《迁徙的鸟》等纪录片，了解自然能够让我们更加珍惜我们的生命及我们的家园——地球。

●电影欣赏：《忠犬八公的故事》●

《忠犬八公的故事》改编自1933年发生在日本的真实故事，1987年拍成日本电影《忠犬八公物语》，由仲代达矢主演，该片当年曾在日本引起轰动。2009年12月，该片的美国版本上映，由导演莱塞·霍尔斯道姆执导。电影的原型为1924年秋田犬八公被它的主人上野秀三郎带到东京。每天早上，八公都在家门口目送着上野秀三郎出门上班，然后傍晚时分便到附近的涩谷火车站迎接他下班回家。一天晚上，上野秀三郎并没有如常般回到家中，他在大学里突然中风，抢救无效离开了人世，再也没有回到那个火车站，可是八公依然忠实地等着他。它多次被收养，但每次都逃出，回到火车站，孤独地守候着，直到去世。

●趣味胎教：鱿鱼 ●

材料：红豆、绿豆、米粒、卡纸、毛线、胶水、画笔

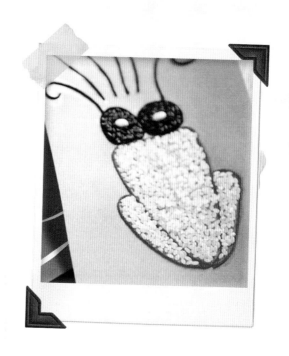

步骤1:取一张彩色卡纸作为底板。

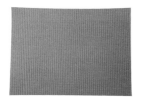

步骤3:将毛线按图案剪成适当长度后用胶水粘贴上去。

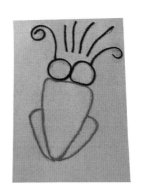

步骤2:在卡纸上用画笔画出鱿鱼的图案。

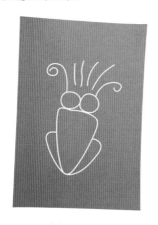

步骤4:在卡纸上涂抹一些胶水，将米粒粘贴好，触角部分不用粘米粒，这样鱿鱼就完成了。

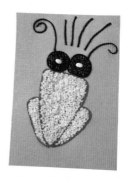

●趣味胎教：白菜●

材料：绿豆、米粒、画笔、
毛线、卡纸、胶水

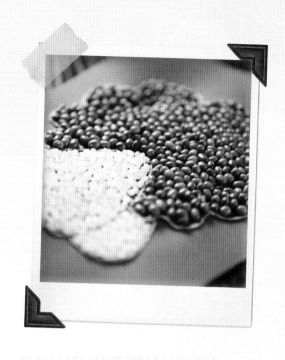

步骤1：取一张彩色卡纸作
为底板。

步骤2：在卡纸上用画笔画
出白菜的图案。

步骤3：将毛线按图案剪成
适当长度后用胶水粘贴上去。

步骤4：在卡
纸上涂抹一些胶
水，将米粒和绿
豆粘贴好，这样
白菜就完成了。

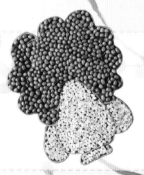

●趣味胎教：蝴蝶 ●

材料：绿豆（或红豆）、八宝粥米粒、画笔、毛线、卡纸、胶水

步骤1：取一张彩色卡纸作为底板。

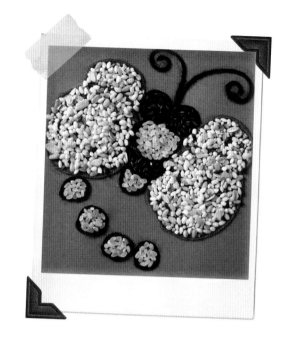

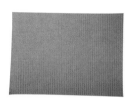

步骤4：在卡纸上涂抹一些胶水，将米粒和绿豆粘贴好，这样蝴蝶就完成了。

步骤2：在卡纸上用画笔画出蝴蝶的图案。

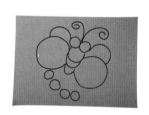

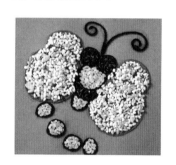

步骤3：将毛线按图案剪成适当长度后用胶水粘贴上去。

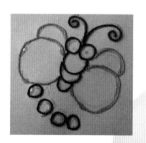

怀孕第3个月　（9～12周）
加油，平安度过危险期

导读　本月重点是NT排畸检查，建立孕期围产手册，孕妈妈们千万不要错过了。因为增大的子宫，你的胃会有些不舒服，建议少食多餐。这个月的胎儿已经长成一个小人儿了，胎儿即将度过危险期，孕妈妈可以适当对胎宝宝进行胎教，健康40周孕期已经走完了一大步。

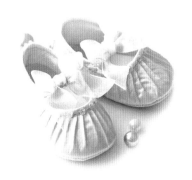

● 第9周 胚芽期已过，依然分不清男女 ●

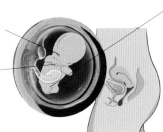

眼睑
胎宝宝的五官已经初具雏形，虽然眼睛还睁不开，但是眼皮已经覆盖双眼，鼻子也在形成。

手指
胎宝宝的手指和脚趾都长出来了，只不过是连在一起的，就像鸭掌，手指的指甲也已形成。

腿
胎宝宝的腿正在变长，这周他的腿已经长到能在身体前部交叉了。

　　现在的我已经初具人形了，我的四肢生长迅速。眼皮几乎覆盖了双眼，但还不能主动闭合或者睁开，鼻子也已经初具雏形。现在我的活动更加自如了，只是现在的我还太小，只有几厘米长，所以妈妈还感觉不到我的活动。我的性别在一开始就确定了，虽然爸爸妈妈很想知道，可现在还是看不出来。

● 第10周 已经长成一个"小大人"了 ●

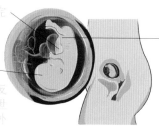

心脏
本周胎宝宝的心脏已经发育完全，并能够正常地发挥作用。

大脑
这周胎儿有一个重大的变化，就是脑部神经系统开始有反应，他可以感受到外面的世界，也能按照自己的喜好对外面的刺激作出回应。

生殖器官
此时，胎宝宝的生殖器官开始形成。

　　本周结束，我就正式从胚胎变成"胎儿"了，身体的各部分都已经初步形成，内脏器官开始发挥作用，心脏已发育完全，肺也开始发育，大脑发育非常迅速。这时，我才只有一个金橘的大小——从头到臀的长度超过2.5厘米，重量不到7克，但我已完成了发育中最关键的部分。

第11周 妈妈，听见我的心跳声了吗

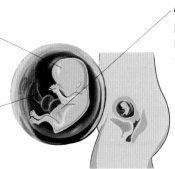

头部
胎宝宝开始出现很多细微的改变，头部开始长出绒毛状的头发。

手
胎宝宝开始长出指甲。

心脏
胎宝宝的心脏开始向所有的器官供血，并通过脐带与胎盘进行血液交换。

　　过了这周，我的生命就算度过了发育的敏感期，发生意外的风险小了许多。现在的我整天忙着伸伸胳膊、踢踢腿，不时还做着吸吮和吞咽的动作。心脏开始向所有器官供血，并通过脐带与胎盘进行血液交换。

第12周 动个不停的"小淘气"

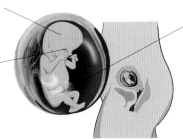

大脑
胎宝宝的大脑发育飞速，神经细胞增长迅速，他变得越来越聪明。

眼睑
面颊、下颌、眼睑及耳郭已发育成形。

生殖器官
已有输尿管，胎儿可排出一点点尿，外生殖器分化完毕，可辨认出胎儿的性别。

　　到这周末，我的大脑在快速发育，神经细胞呈几何级数增长，大脑体积约占身体的一半。我的身长不及妈妈的手掌大，却更聪明，更淘气了，时而伸伸胳膊，时而踢踢腿，时而扭扭腰，时而又动动手指和脚趾。我开始呈现出男女特征，消化系统也能吸收葡萄糖了。

孕妈妈变化 周周看

孕妈妈要有个稳定的情绪

●第9周 子宫变大了●

现在，孕妈妈是否已经逐渐适应了早孕反应呢？孕妈妈的子宫长到怀孕前的2倍，但是体重没有增加太多，从外形上也看不出来怀孕了。乳房更加膨胀，乳头和乳晕颜色加深，身体的血流量也在逐渐增加。

●第10周 有点抑郁了●

这一周，孕妈妈会发现自己忽然间变得多愁善感，常为一些小事伤心流泪，而且动不动就会情绪失控。其实，出现这种情况，主要原因是孕妈妈体内的激素变化和对怀孕的过度焦虑。不必为自己情绪变化而感到不安和愧疚。要放松心态，多和家人沟通。

●第11周 早孕反应开始有所减轻●

在这周，有些孕妈妈的早孕反应开始减轻，子宫继续增大，如果用手轻轻触摸耻骨上缘，就能摸到子宫。由于血液循环加强，孕妈妈的手脚变得更加温暖。

●第12周 流产的可能性降低●

这一周，早孕反应马上就要结束了，孕妈妈会感觉舒服多了。流产的可能性也大大降低，孕妈妈的心情也似乎开朗起来了。胎宝宝也在享受着孕妈妈的好状态。

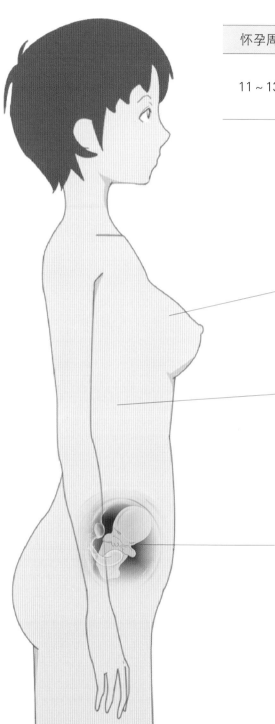

怀孕周数	要检查的项目
11～13周	NT检查，可以早期诊断胎儿染色体疾病和早期发现多种原因造成的胎儿异常

乳房：乳房除胀痛外，开始进一步长大，乳晕和乳头色素沉着更明显，颜色变黑。

体重：孕妈妈食欲增加，体重逐渐上升。

子宫：下腹部还未明显隆起，子宫在怀孕3个月末时，如握拳大小。

这个月 你最关心的问题

● 如何建立 围产保健手册 ●

及时建档很重要

建档一般在怀孕3个月前后进行，建档的同时要做第一次产检。医院要求孕妈妈建立个人病历，主要是为了能够更加全面地了解孕妈妈的身体状况以及胎儿的发育情况，以便更好地应对孕期的一切状况，为生产做准备。

在建立孕妈妈保健手册时，应进行一次包括血常规、尿常规、肝功能、肾功能、B超、体格检查等项目的全面身体检查。孕妈妈在办理好孕妇保健手册后，可到选定的医院建立病例档案。

建档需要带的证件

一般来说，建档需要带上身份证，参加医疗保险的需要带上社保卡，有的医院还要求带上准生证以及社区出具的证明。不同医院的要求可能会不同，建档之前最好打电话咨询清楚。

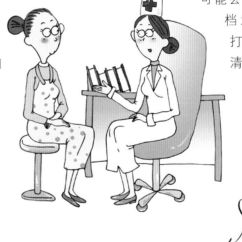

☑ 固定看一位专家或医生

建议孕妈妈在孕期的检查中，最好能够固定看一位专家或医生，这样医生会针对你的个人情况，给出一些比较适合你的建议。

●怀孕了 也可以很美 ●

女性怀孕后，由于生理上的变化，面部皮肤会出现粗糙、松弛、黑斑和皱纹等现象。为了让孕妈妈的脸部更加干净清爽，可以尝试下面的方法。

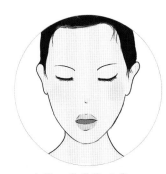

步骤1:微微张开嘴。

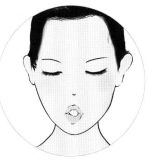

步骤2:嘴撅起呈"0"状。

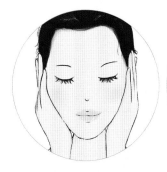

步骤3:双手手掌轻轻按摩脸部。

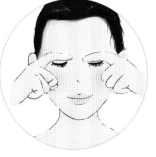

步骤4:用双手示指来回按摩眼眶。

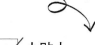

✓ 小贴士

眼睛周围的肌肤是很薄弱的，需要我们特别护理。正确的按摩可以改善眼部肌肤的微循环，减少皱纹。

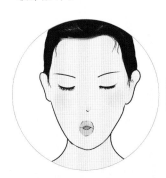

步骤5:嘴唇撅起呈"0"型。

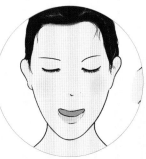

步骤6:张开嘴嘴角向两边咧开。

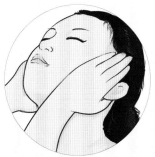

步骤7:仰起头，双手放于脸颊两侧，按摩脸部。

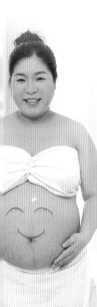

● 预防妊娠纹从现在开始 ●

随着胎儿的成长、羊水的增加，孕妈妈的子宫也会逐渐地膨大。当腹部在快速膨隆时，超过肚皮肌肤的伸张度，就会导致皮下组织所富含的纤维组织及胶原蛋白纤维因扩张而断裂，产生妊娠纹。

虽说妊娠纹的出现与体质有关，妊娠纹的严重程度也会因人而异。但妊娠纹产生是不可逆的，所以预防妊娠纹要从孕早期开始。

勤擦滋润油

孕妈妈从怀孕初期即可选择适合自身体质的乳液、橄榄油、按摩霜，在身体易出现妊娠纹的部位，如大腿、肚子、臀部等部位进行按摩擦拭，以增加皮肤、肌肉的弹性并且保证血流的顺畅。很多孕妈妈对一些祛妊娠纹的乳液不放心，建议使用橄榄油。

适度按摩

从怀孕3个月开始到生完后的3个月内坚持按摩，可以有效预防妊娠纹生成或淡化已形成的细纹。

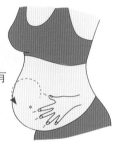

按摩方法	
背部	双手由脊椎的中心往两侧推10次
大腿	以膝盖为起点，由后侧往上推向髋部10次。按摩时，手指的力度不要太重，以免伤及腹中的胎宝宝
腹部	以肚脐为起点，以顺时针方向不断地画圈按摩，画圈时应由小至大向外扩散
臀部	将双手放在臀部下方，用手腕的力量由下往上、由内至外轻轻按摩即可

控制体重

营养的摄入只要能满足胎儿的营养就可以，营养过多会导致胎儿发育过快，产生妊娠纹。怀孕期间的体重增加控制在12千克以内，就会有效防止和减轻妊娠纹。

多吃含优质蛋白的食物

怀孕期间可以适当多吃一些富含胶原蛋白和弹性蛋白的食物，比如猪蹄、动物蹄筋、猪皮和鱼皮冻等，对妊娠纹也有一定的预防效果。

● 选择合适的孕妇装 ●

进入怀孕期后，孕妈妈有时需要约见其他人。这时孕妈妈最好穿孕妇装。现在，有很多品牌的孕妈妈职业服装，孕妈妈穿上既符合职业身份，也不会显得身材很臃肿。

柔软舒适的上衣

用伸缩性好、不刺激肌肤的材料制作的衣服，都适合穿。

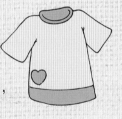

腰部松紧可调节的短裤

孕妈妈腹部开始变大后，穿着腰部有松紧可调节的裤子也是很方便的。

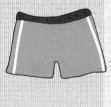

连衣裙

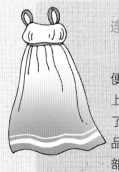

孕妈妈穿连衣裙很方便，也便于打理，下身配上合身的西服裤子就更好了，腰部可配上一些装饰品，可以把日益突出的腹部隐藏起来。

七分裹腿裤

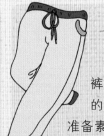

孕初期去买孕妇裤，建议选稍长一点的。为了方便运动，准备素色的或带图案的裹腿裤也可以。

挑选一双合适的鞋

高跟鞋、容易脱落的凉鞋等都不适合孕妈妈穿。随着怀孕时间的增加，脚心受力加重，会形成扁平足状态，这是造成脚部疲劳、肌肉疼痛、抽筋等的原因所在。在脚心部位垫上2～3厘米厚的软鞋垫为支撑，就不容易疲劳了。到了怀孕晚期，脚部水肿，要穿稍大一码的鞋子。

选择鞋子时应注意以下几点

1　脚背部能与鞋子紧密结合

2　有能牢牢支撑身体的宽大后跟

3　鞋后跟的高度在2～3厘米

4　鞋底上带有防滑纹

5　能正确保持脚底的弓形部位

☑ 小贴士

很多孕妈妈爱穿着大号的拖鞋。其实多数的拖鞋不防滑。

鞋的尺码依脚长而定，必须注意坐姿、站姿及走姿之延伸量，约比脚长多出10毫米为佳。

选择合适的内衣

怀孕后，乳房开始增大，乳头也逐渐增大，孕妈妈常感到乳头发胀，应使用胸罩来保护乳房。理想胸罩的罩杯应深一些，既能托住乳房，又不把乳头压扁。胸罩应该选纯棉或真丝制品，不要用化纤制品。

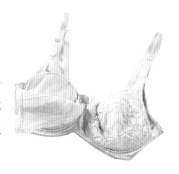

怀孕初期

怀孕初期可以用平时用的胸罩，怀孕中晚期就要用尺码加大的胸罩，为乳房的迅速发育预留空间。建议最好每隔一个月测量一次胸围。

怀孕中期以后

从怀孕14周起，要选用不压迫乳房的大号胸罩，肩带宽的胸罩可以有效拉起乳房。选择全罩杯包容性好有侧提的款式，可以将乳房向内侧上方托起，防止外溢和下垂。孕妇的胸罩要容易清洗，耐穿、舒适，面料以吸汗、透气佳的纯棉为宜。

这个月 吃什么怎么吃

每个月胎儿和孕妈妈都需要不同的营养素

● 这个月你需要的营养有哪些 ●

多方面摄入蛋白质

要保证孕妈妈蛋白质的摄入量，植物蛋白和动物蛋白都要尝试。牛蹄筋、海参、贝类等海产品含蛋白质丰富，很适合孕妈妈食用。

碳水化合物和脂肪摄入与上月相同

碳水化合物和脂肪的摄入与上个月基本相同，脂肪可以动用人体的储备，但应保证碳水化合物的摄入量。可以将各种米、面、杂豆、薯类等五谷杂粮混合烹调，也可将谷类与蔬菜、水果混合制作，既有营养又能增加食欲，制作也非常方便。

注意叶酸、钙、铁、维生素E的摄入

这个月要注意叶酸、钙、铁、维生素E的摄入。含叶酸的食物包括鸡蛋、深绿色蔬菜，如青菜、卷心菜等，水果中柑橘和香蕉也有较多叶酸；动物肝脏、牛肉含铁较多。维生素E具有保胎、安胎、预防流产的作用，还有助于胎儿的肺部发育。植物油、坚果和葵花子都含有维生素E。

富含维生素E的食物（每100克含量）			
核桃	43.21毫克	芝麻	43.21毫克
松子	34.48毫克	板栗	4.56毫克
榛子	36.43毫克	腰果	3.17毫克
黑豆	17.36毫克	绿豆	10.95毫克
大豆	18.9毫克	葵花子	34.53毫克
菜籽油	60.89毫克	花生油	42.06毫克

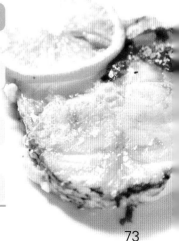

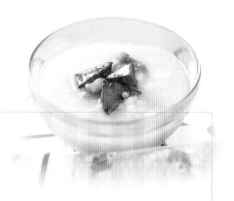

怀孕3个月应该怎么吃

饮食宜清淡

孕3月的孕妈妈膳食仍以清淡、易消化为宜，少吃油腻的食物，为保证蛋白质的摄入，可适当多补充一些奶类、蛋类、豆类、坚果类、鱼肉、贝类食物。

吃点粗粮

孕3月的孕妈妈容易出现便秘，应增加含纤维素较多的粗粮和富含膳食纤维的蔬菜的摄入，如红薯、芹菜等。

选择自己喜欢的食物

孕妈妈可以选择自己喜欢的食物，不必刻意多吃或少吃。若妊娠反应严重影响了正常进食，可在医生建议下适当补充综合维生素片。同时，为保证蛋白质的摄入量，还可以多补充奶类、蛋类、豆类食物。

五谷豆浆要常喝

豆浆具有很高的营养价值，一直是我国传统的养生佳品。五谷豆浆综合了五谷的营养价值，非常适合孕期食用。孕妈妈每天喝一杯五谷豆浆，可增强体质、美容养颜、稳定血糖、防止孕期贫血和妊娠高血压等。

适当增加肉类和豆类食物

对孕妈妈来说，最容易缺乏的必需元素就是铁。最好的方法是通过食物补充。含铁较多的食物有鱼、贝类、牡蛎、豆类、蔬菜和海藻等。摄取以上食物的同时，最好进食富含蛋白质、B族维生素和维生素C的食物，这三种物质有助于人体吸收铁质。

☑ 和胎儿多沟通

孕妈妈可以抚摩胎儿与其沟通信息、交流感情。平躺在床上，全身尽量放松，用手指轻轻按一下胎儿再抬起，胎儿会有轻微胎动以示反应。

这些食物尽量少吃或不吃

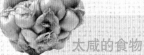

太咸的食物

在孕期，如果体内的钠含量过高，血液中的钠和水会由于渗透压的改变，渗入到组织间隙中形成水肿。因此要减少食盐量，正常的情况下每日的摄盐量以5~6克为宜。

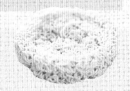

方便面、饼干

方便食品含有一些食品添加剂，营养也不全面，如果在孕早期长期缺乏脂肪酸会严重影响胎儿大脑的发育。

长时间熬制的骨头汤

动物骨骼中所含的钙质，高温久煮也不能溶化，过久烹煮反而会破坏骨头中的蛋白质。骨头上的肉熬久后，肉中的脂肪会析出，增加汤的脂肪含量。

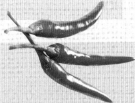

辛辣有刺激性的食物

辛辣有刺激性的食物经消化吸收后，可从胎盘进入胎儿的血液循环中，妨碍胎儿的生长发育，或直接损害某些器官，如肺、支气管等，严重的会导致胎儿畸形或者患病。

生鱼片

生鱼、生肉类的食品所含的营养不易吸收，且未经烹饪，病菌也不易被杀死，对胎儿和孕妈妈都不利。

☑ 留意体重变化

这个月，孕妈妈的外形不会有明显改变，体重的增加也不易察觉，有些孕妈妈因为缺乏食欲和孕吐，体重反而下降了。只要体重没有大幅度的变化，都是正常的。但是如果孕妈妈的体重突然发生剧烈的变化，就一定要立刻告诉医生，因为这意味着身体可能潜在某些问题。

●孕妈妈一日的餐单建议●

食物属性	食物种类
早餐	花卷1个，米粥1碗，鸡蛋1个，酸甜藕片适量
加餐	麦麸饼干2片，苹果1个
中餐	米饭100克，咖喱牛肉100克，大拌菜适量，小白菜豆腐汤1份
加餐	坚果（葵花子、核桃等）若干，酸奶250毫升
晚餐	清蒸鱼1份，蒜蓉茄子100克，面条1碗

● 一周饮食搭配示例 ●

	早餐	午餐	晚餐
周一	牛奶、煮鸡蛋、千层饼、炝黄瓜条	米饭、清蒸鱼、芹菜炒肉、草莓	肉末菜粥、烩腐竹白鸡、木耳莴笋
周二	豆浆、银耳粥、炝芹菜	米饭、烩牛肉、虾皮冬瓜汤、苹果	玉米饼、肉片豆腐、蒜蓉茼蒿
周三	豆沙包、豆腐脑、椒盐卷	二米饭、苦瓜焖鸡翅、扒油菜	茯苓鸡肉馄饨、瓜片炒肉
周四	豆浆、榨菜炒饭、哈密瓜	烙饼米饭、南烧茄子、黄焖羊肝	软米饭、萝卜鱼丸、黑白菜
周五	牛奶、桃酥、苹果	二米饭、奶油白菜、咖喱鸡块土豆	玉米楂粥、蒸茄泥
周六	牛奶、鸡汤、浓蔬菜汁	花卷、榄香四季豆、鱼片豆腐	米饭、炸酱排骨、豆花
周日	面包、牛奶、浓蔬菜汁	米饭、姜汁鱼片、肉丝榨菜汤	米饭、大饼、金针菇拌黄瓜、甜柚

本月话题：关于NT检查

带你了解遗传的秘密

NT是英文单词nuchal translucency 的缩写，翻译成中文是"颈部透明带"的意思，指的是胎儿颈部的透明液体。NT仅在胎宝宝11～13周才会有，正常情况下，到了第14周，NT便会逐渐被淋巴系统吸收，变成"颈部褶皱"。在11～13周期间，NT越厚的胎儿，出生后患有心脏等疾病的概率就越高。当NT达到一个需要引起注意的厚度后，孕妇就会被告知NT增厚。这个临界的厚度，各个医院不一样，一般来说，超过2.6厘米就要格外注意了。

●NT检查的**重要性**●

常规的产科B超检查主要关注胎儿的发育及大体结构，而随着经阴道超声的开展和普及，已经能够从更深层次关注胎儿各组织结构之间的比例关系，并且能通过定量分析检测指标来预测胎儿是否存在某种缺陷，尤其染色体异常。胎儿颈项透明层测定，正在成为产前筛查胎儿染色体异常最有效的方法之一。

●胎儿颈项透明层**增厚的病因**●

1.淋巴系统发育延迟

各种原因引起的淋巴系统发育延迟和发育受阻，造成淋巴系统不能顺畅回流，而积聚于胎儿颈项部导致增厚。

2.颈淋巴囊、淋巴间隙异常

这类异常有的跟颈淋巴囊部分脱离，未与颈静脉相通，并产生异常转位有关。另一些则由未与大淋巴管相通的淋巴间隙发育而来。

3.胎儿早期心衰

妊娠10～14周，是胎儿心脏发育的一个重要阶段。若胎儿因染色体缺陷导致心脏发育延迟和心脏缺损，或者心脏本身存在缺陷，都会最终导致早期心衰和颈项透明层增厚。

4.染色体异常

约10%颈项透明层增厚的胎儿有染色体异常。

5.胸腔内压力升高

多种原因可引起胸腔内压力升高，使静脉回流受阻和静脉充血。当静脉血反流至头颈部时，颈项透明层增厚。

本月胎教

宝宝的璀璨人生从胎教开始

● 本月胎教重点 ●

此阶段是胎教真正的开始阶段，也是胚胎各器官分化的关键时期，孕妈妈的情绪可以通过内分泌的改变影响到胚胎的发育。因此，保持健康而愉快的心情仍然是这一时期胎教的关键。可以听欢快的音乐或儿歌、欣赏美图等。

● 艺术胎教：《牧场圣母》 ●

《牧场圣母》是乔凡尼·贝利尼（意大利）的作品，具有威尼斯画派的风格。画家以流利的笔触和绚丽的色彩，描绘了在牧场上的圣母马利亚及圣子间的委婉、细腻的母子之情。看到这幅画，孕妈妈会从画面中感受到一种祥和、安静的氛围。

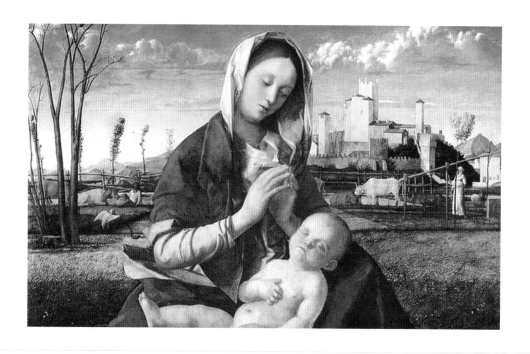

艺术胎教：
《桃源仙境图》

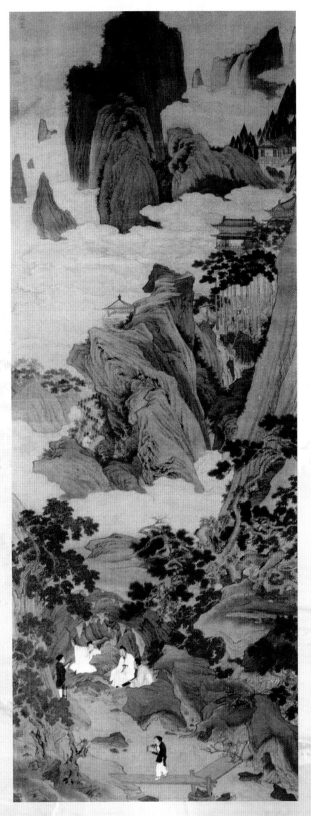

全画以竖幅高远章法，分三层叠进，近景为深壑、小桥、流水，桥上有童子捧瓯而过。板桥过处，青草铺地，另一童子携食盒亢于岸头。隔小溪为山洞，内有钟乳石悬壁，有泉淌漾而出，洞口水边有一位仙者弹琴，两位仙者于旁静听，传神入微。

仙者傍依的山根岩石间，有山桃杂卉伴卧松而开放，古松自右岸斜坡横卧于洞顶，松皮龙壳，青藤盘绕，与左岸山岩之山桃相呼应，境界超逸，非神仙之属，又怎能到这里生活？这是作品的主题部分。

洞顶清霭虚掩处，有小路自云中显现，绕过山梁及松林，琼阁高筑与松柏交相辉映，山涧有清泉，挟乱石而流泻，涧边杂卉仙草益发，石上小亭别具，山间浮云缭绕，斜晖之中，几组远山，一派云海，更使画面境界无尽。

●趣味胎教：鲨鱼 ●

材料：大米、黑米、卡纸、画笔、毛线、胶水

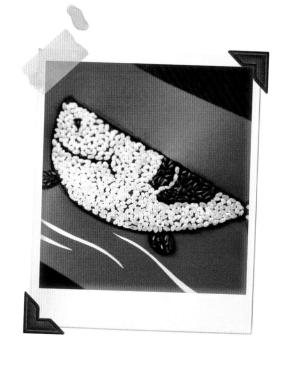

步骤1:取一张彩色卡纸作为底板。

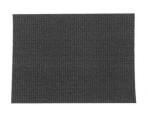

步骤3:将毛线按图案剪成适当长度后用胶水粘贴上去。

步骤2:在卡纸上用画笔画出鲨鱼的图案。

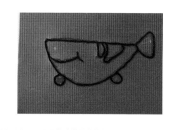

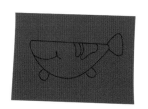

步骤4:在卡纸上涂抹一些胶水，将米粒粘贴好，这样鲨鱼就完成了。

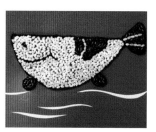

趣味胎教：蘑菇

材料：小米、卡纸、大米、糙米、画笔、毛线、胶水

步骤1：取一张彩色卡纸作为底板。

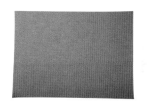

步骤2：在卡纸上画出蘑菇的图案。

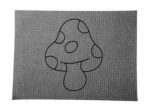

步骤3：准备一段紫色毛线。

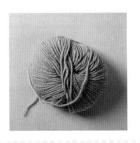

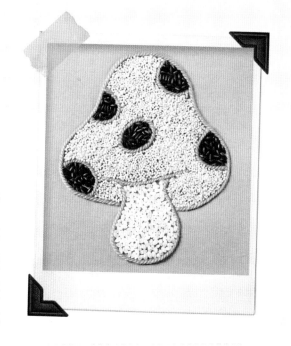

步骤4：将毛线按图案剪成适当长度后用胶水粘贴上去。

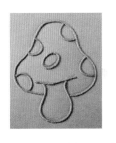

步骤5：毛线粘贴后，在卡纸上涂抹一些胶水，将米粒粘在卡纸上，这样蘑菇就完成了。

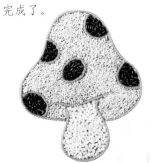

●趣味胎教：树●

材料：卡纸，彩纸，剪刀，
画笔，胶水

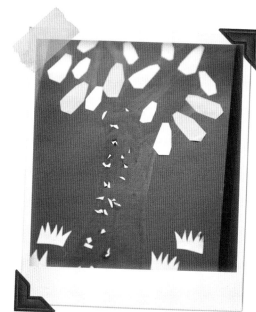

步骤1：取一
张彩色卡纸作为
底板。

步骤2：用橙
黄色和淡黄色
的彩色纸剪出
树叶。

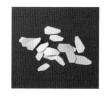

步骤3：用浅
绿色彩纸剪出草
地的形状。

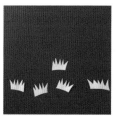

步骤4：剪一
些纸屑作为树干
的装饰。

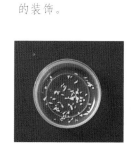

步骤5：用黑色
画笔画出树干。

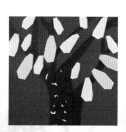

步骤6：将剪好
的树叶不规则地粘
贴在树干上。

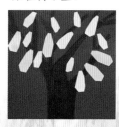

步骤7：将碎
纸屑粘贴在树干
上，这样大树就
完成了。

●语言胎教：《三字经》●

《三字经》是中国的传统启蒙教材。在中国古代经典当中，《三字经》是最浅显易懂的读本之一。《三字经》取材典故范围，包括中国传统文化的文学、历史、哲学、天文地理、人伦义理、忠孝节义等，而核心思想又包括了"仁、义、诚、敬、孝"。背诵《三字经》了解了常识、传统国学、历史故事，还可以从故事内涵中体会做人做事道理。

人之初，性本善，性相近，习相远。
苟不教，性乃迁，教之道，贵以专。
昔孟母，择邻处，子不学，断机杼。
窦燕山，有义方，教五子，名俱扬。
养不教，父之过，教不严，师之惰。
子不学，非所宜，幼不学，老何为。
玉不琢，不成器，人不学，不知义。
为人子，方少时，亲师友，习礼仪。
香九龄，能温席，孝于亲，所当执。
融四岁，能让梨，弟于长，宜先知。
首孝悌，次见闻，知某数，识某文。
一而十，十而百，百而千，千而万。
三才者，天地人，三光者，日月星。
三纲者，君臣义，父子亲，夫妇顺。
曰春夏，曰秋冬，此四时，运不穷。
曰南北，曰西东，此四方，应乎中。
曰水火，木金土，此五行，本乎数。
十干者，甲至癸，十二支，子至亥。
曰黄道，日所躔，曰赤道，当中权。
赤道下，温暖极，我中华，在东北。
寒燠均，霜露改，右高原，左大海。
曰江河，曰淮济，此四渎，水之纪。
曰岱华，嵩恒衡，此五岳，山之名。
古九州，今改制，称行省，三十五。
曰士农，曰工商，此四民，国之良。
曰仁义，礼智信，此五常，不容紊。

地所生，有草木，此植物，遍水陆。
有虫鱼，有鸟兽，此动物，能飞走。
稻粱菽，麦黍稷，此六谷，人所食。
马牛羊，鸡犬豕，此六畜，人所饲。
曰喜怒，曰哀惧，爱恶欲，七情具。
青赤黄，及黑白，此五色，目所识。
酸苦甘，及辛咸，此五味，口所含。
膻焦香，及腥朽，此五臭，鼻所嗅。
匏土革，木石金，与丝竹，乃八音。
曰平上，曰去入，此四声，宜调协。
高曾祖，父而身，身而子，子而孙。
自子孙，至玄曾，乃九族，人之伦。
父子恩，夫妇从，兄则友，弟则恭。
长幼序，友与朋，君则敬，臣则忠。
此十义，人所同，当师叙，勿违背。
斩齐衰，大小功，至缌麻，五服终。
礼乐射，御书数，古六艺，今不具。
唯书学，人共遵，既识字，讲说文。
有古文，大小篆，隶草继，不可乱。
若广学，惧其繁，但略说，能知原。
凡训蒙，须讲究，详训诂，明句读。
为学者，必有初，小学终，至四书。
论语者，二十篇，群弟子，记善言。
孟子者，七篇止，讲道德，说仁义。
作中庸，子思笔，中不偏，庸不易。
作大学，乃曾子，自修齐，至平治。

四书熟，孝经通，如六经，始可读。
诗书易，礼春秋，号六经，当讲求。
有连山，有归藏，有周易，三易详。
有典谟，有训诰，有誓命，书之奥。
我周公，作周礼，著六官，存治体。
大小戴，注礼记，述圣言，礼乐备。
曰国风，曰雅颂，号四诗，当讽咏。
诗既亡，春秋作，寓褒贬，别善恶。
三传者，有公羊，有左氏，有谷梁。
尔雅者，善辨言，求经训，此莫先。
古圣著，先贤传，注疏备，十三经。
左传外，有国语，合群经，数十五。
经既明，方读子，撮其要，记其事。
五子者，有荀扬，文中子，及老庄。
经子通，读诸史，考世系，知终始。
自羲农，至黄帝，号三皇，在上世。
夏有禹，商有汤，周文武，称三王。
夏传子，家天下，四百载，迁夏社。
汤伐夏，国号商，六百载，至纣亡。
周武王，始诛纣，八百载，最长久。
周共和，始纪年，历宣幽，遂东迁。
周道衰，王纲坠，逞干戈，尚游说。
始春秋，终战国，五霸强，七雄出。
嬴秦氏，始兼并，传二世，楚汉争。
高祖兴，汉业建，至孝平，王莽篡。
光武兴，为东汉，四百年，终于献。
魏蜀吴，争汉鼎，号三国，迄两晋。
宋齐继，梁陈承，为南朝，都金陵。
北元魏，分东西，宇文周，兴高齐。
迨至隋，一土宇，不再传，失统绪。
唐高祖，起义师，除隋乱，创国基。
二十传，三百载，梁灭之，国乃改。
梁唐晋，及汉周，称五代，皆有由。
赵宋兴，受周禅，十八传，南北混。
辽与金，皆称帝，元灭金，绝宋世。

舆图广，超前代，九十年，国祚废。
迨成祖，迁燕京，十六世，至崇祯。
权阉肆，寇如林，李闯出，神器焚。
清世祖，膺景命，靖四方，克大定。
由康雍，历乾嘉，民安富，治绩夸。
道咸间，变乱起，始英法，扰都鄙。
同光后，宣统弱，传九帝，满清殁。
革命兴，废帝制，立宪法，建民国。
古今史，全在兹，载治乱，知兴衰。
史虽繁，读有次，史记一，汉书二。
后汉三，国志四，兼证经，参通鉴。
读史者，考实录，通古今，若亲目。
口而诵，心而唯，朝于斯，夕于斯。
昔仲尼，师项橐，古圣贤，尚勤学。
赵中令，读鲁论，彼既仕，学且勤。
披蒲编，削竹简，彼无书，且知勉。
头悬梁，锥刺股，彼不教，自勤苦。
如囊萤，如映雪，家虽贫，学不辍。
如负薪，如挂角，身虽劳，犹苦卓。
苏老泉，二十七，始发愤，读书籍。
彼既老，犹悔迟，尔小生，宜早思。
若梁灏，八十二，对大廷，魁多士。
彼既成，众称异，尔小生，宜立志。
莹八岁，能咏诗，泌七岁，能赋棋。
彼颖悟，人称奇，尔幼学，当效之。
蔡文姬，能辨琴，谢道韫，能咏吟。
彼女子，且聪敏，尔男子，当自警。
唐刘晏，方七岁，举神童，作正字。
彼虽幼，身已仕，有为者，亦若是。
犬守夜，鸡司晨，苟不学，曷为人。
蚕吐丝，蜂酿蜜，人不学，不如物。
幼习业，壮致身，上匡国，下利民。
扬名声，显父母，光于前，裕于后。
人遗子，金满赢，我教子，唯一经。
勤有功，戏无益，戒之哉，宜勉力。

怀孕第4个月 （13~16周）
最舒适的阶段

导读 到了孕4月，就进入了孕中期，胎宝宝已经从一个肉眼看不到的细胞发育成了一个五脏俱全的小婴儿了，他的五官已经清晰可辨，感知觉也发育成熟，对外界刺激和有害物质的抵御能力也不断增强。胎宝宝在妈妈的子宫中翻跟头、伸懒腰，甚至拳打脚踢，敏感的孕妈妈会对他的活动有明显的感觉，可能会察觉到微微的胎动。

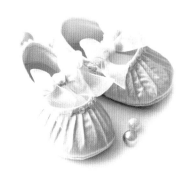

胎儿发育 周周看

宝宝已经"五脏俱全"了

● 第13周 我能"聆听"声音了 ●

听觉
耳朵向正常位置移动，虽然他的耳朵发育得还不是特别完善，但是对声音刺激开始有反应。

眼睛
眼睛正转向头的正面。

皮肤
此时胎宝宝的皮肤逐渐变厚不再透明。

本周我身长大概有7.6厘米，相当于一只大虾的大小，重量大约28克。虽然我还很小，但是我已经成形了。我能够通过皮肤震动感受器来听外界的声音，如果妈妈轻轻抚摩腹部，我会轻微地蠕动作为回应。

● 第14周 开始练习呼吸了 ●

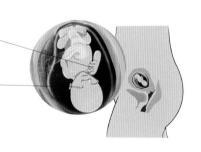

手指
有抓握动作，有时候还会吸吮自己的手指。

面部
头渐渐伸直，脸部已有了人的轮廓和外形，还长出一层薄薄的胎毛，头发也开始长出；下颌骨、面颊骨、鼻梁骨等开始形成，耳郭伸长。

我的身长大约有9厘米，相当于一个柠檬的大小，体重达42.5克。我的手指、手掌、手腕、腿和脚趾能屈伸了，有时还会调皮地动动。

● 第15周 能听见妈妈的呼吸和心跳了 ●

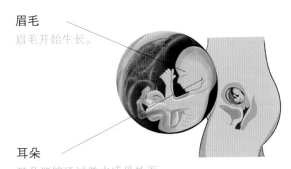

眉毛
眉毛开始生长。

耳朵
耳朵能够通过羊水感受外面的声音。

　我的身上覆盖了一层细细的胎毛，这能帮助我调节体温。我的眉毛开始生长了，头发继续生长着，我的听觉器官仍在发育中。我能通过羊水的震动感受到外面的声音，我能听到妈妈的声音和心跳声。

● 第16周 我会打嗝了 ●

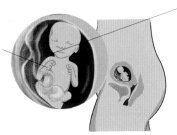

四肢
胎宝宝的四肢已经发育完善，在自己的小房子里表现得异常活跃，时常翻身、乱踢。

有液体的羊膜囊
通过羊膜穿刺术取出羊水样本，检测羊水中胎儿脱落的细胞和分泌的化学成分，可以知道胎宝宝的健康信息。

　我能在妈妈的子宫里打嗝了，但是妈妈可能听不到我打嗝的声音。到了16周末，我的四肢发育完成，各关节也开始慢慢活动。

孕妈妈变化 周周看

孕妈妈身体和心情舒爽多了

●第13周 初现怀孕体态●

随着早孕反应的结束，孕妈妈流产的风险也降低了很多。胎宝宝已经完成了大部分关键性的发展。孕妈妈脸上和颈部会出现褐色的斑点，乳房开始变大并产生了刺痛感。

●第14周 终于可以穿孕妇装了●

此时，孕妈妈的阴道分泌物增加，白带增多。孕妈妈应选择纯棉内裤，并坚持每天清洗外阴。孕妈妈越来越适应怀孕的状态，心情变得平稳，食欲也好转了。现在，孕妈妈可以尽情享受怀孕的美妙和幸福了！

●第15周 能分泌初乳了●

在这周，随着子宫的增大，支撑子宫的韧带会增长，孕妈妈会感觉到腹部和腹股沟疼痛。孕妈妈不要因此而抱怨宝宝，因为宝宝已经能听到你说话了。孕妈妈乳晕颜色变深，乳头增大，呈暗褐色，乳房中已经形成了初乳，乳头也能分泌出白色乳汁，孕妈妈从这个时候起要多吃营养丰富的食物，做好乳房卫生，为肚子里的宝宝做好喂乳准备。

●第16周 感觉到轻微的胎动●

随着宝宝的长大，孕妈妈的腹部、臀部和其他部位会堆积脂肪，体重开始增加。应注意调节体重，以免对自身和胎宝宝都产生不良影响。大多数孕妈妈从这周开始，会感觉到胎动。对于初次怀孕的妈妈来说，她所感受到的胎动像是咕噜咕噜冒气泡。

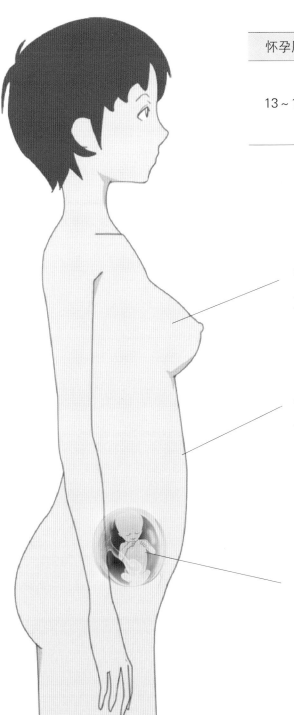

怀孕周数	要检查的项目
13～16周	唐氏筛查，可能怀有某些先天缺陷胎儿的高危孕妇，需要进一步诊断确认，最大限度地减少异常胎儿的出生率

乳房：孕妈妈已能感到乳房的增大，并且乳头发黑，乳晕更为清晰。有的甚至已经可以从乳头中挤出一些乳汁了。

体重：之前下降的体重逐渐回升，早孕反应自然消失，孕妈妈身体和心情舒爽多了。

子宫：由于子宫膨大，因此孕妈妈的下腹部已渐渐隆起。

这个月 你最关心的问题

不同阶段，孕妈妈都有特别需要注意的事情

● 孕期口腔卫生 很重要 ●

孕妈妈在怀孕期间口腔会变得很敏感，妊娠期为牙病高发期，发病率高达80％以上。就连刷牙也成了一种负担，因此要格外注意口腔卫生。

口腔检查和治疗

孕妈妈在准备怀孕前，即使牙齿不疼不肿，也需要做一次全面的口腔检查。孕期也要做好定期口腔检查和适时的口腔治疗。孕早期治疗容易引发流产，孕晚期胎儿发育进入关键时期，许多药物以及麻醉剂不能使用，所以最佳治疗时间是孕中期。

口腔日常护理

每天至少用软毛牙刷彻底刷牙两次，勤漱口，勤喝水。在刷牙后清洁一下舌苔，不仅能消除口腔内的异味，还能恢复味蕾对于味道的正确感觉，而不至于口味越来越重。

蛀牙

一般女性会有"怀孕时一定会坏牙"的错误观念，这是不对的。由于怀孕时，孕妈妈生理及生活饮食习惯的改变，常会疏忽口腔卫生，并且刷牙时常有呕吐的现象，因此很容易停止刷牙。孕妈妈常喜欢吃酸性食物，致使唾液pH改变，没有及时清洁口腔也是造成孕妈妈容易蛀牙的原因。

☑ 小贴士

孕期可使用不含蔗糖的口香糖清洁牙齿，如木糖醇口香糖。木糖醇是一种从白桦树或橡树中提取的甜味剂，不含蔗糖，因此不会引起蛀牙。这种口香糖具有促进唾液分泌、减轻口腔酸化、抑制细菌和清洁牙齿的作用。

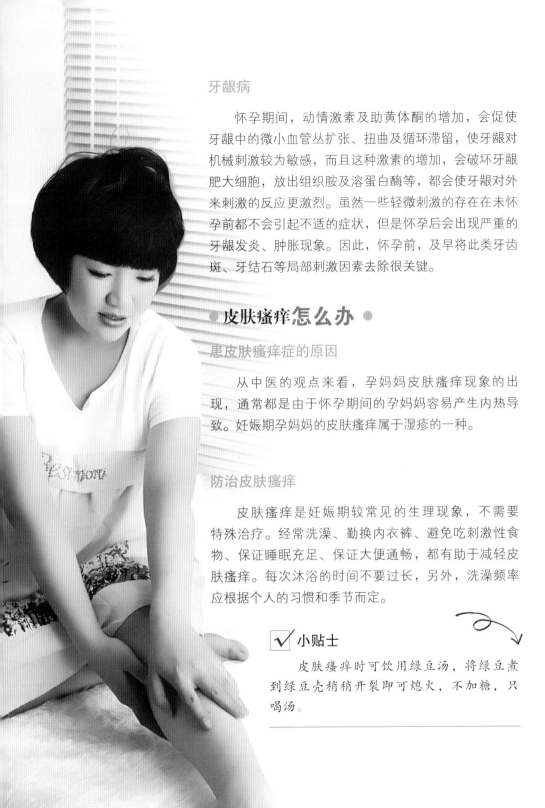

牙龈病

怀孕期间，动情激素及助黄体酮的增加，会促使牙龈中的微小血管丛扩张、扭曲及循环滞留，使牙龈对机械刺激较为敏感，而且这种激素的增加，会破坏牙龈肥大细胞，放出组织胺及溶蛋白酶等，都会使牙龈对外来刺激的反应更激烈。虽然一些轻微刺激的存在在未怀孕前都不会引起不适的症状，但是怀孕后会出现严重的牙龈发炎、肿胀现象。因此，怀孕前，及早将此类牙齿斑、牙结石等局部刺激因素去除很关键。

皮肤瘙痒怎么办

患皮肤瘙痒症的原因

从中医的观点来看，孕妈妈皮肤瘙痒现象的出现，通常都是由于怀孕期间的孕妈妈容易产生内热导致。妊娠期孕妈妈的皮肤瘙痒属于湿疹的一种。

防治皮肤瘙痒

皮肤瘙痒是妊娠期较常见的生理现象，不需要特殊治疗。经常洗澡、勤换内衣裤、避免吃刺激性食物、保证睡眠充足、保证大便通畅，都有助于减轻皮肤瘙痒。每次沐浴的时间不要过长，另外，洗澡频率应根据个人的习惯和季节而定。

☑ **小贴士**

皮肤瘙痒时可饮用绿豆汤，将绿豆煮到绿豆壳稍稍开裂即可熄火，不加糖，只喝汤。

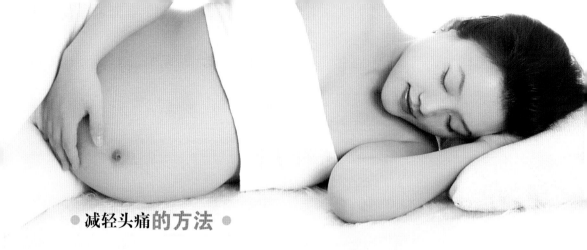

减轻头痛的方法

怀孕后，体内激素的变化、精神压力以及劳累感等，都会造成孕妈妈头痛。

在头上敷热毛巾

敷热毛巾可以有效地缓解头痛。到户外晒太阳，呼吸一下新鲜空气。按摩一下太阳穴，都有助于缓解孕妈妈的头痛。

充分放松身心

注意身心充分放松，排除担心和不安的因素，避免身体受凉，也利于减轻头痛。

注意事项	
1	部分孕妈妈会在怀孕早期出现头晕及轻度头痛，这是一种常见的早孕反应。如果在怀孕6个月后出现头痛加重，伴呕吐、胸闷，或有水肿、高血压和蛋白尿，可能患上了妊娠高血压综合征，要及时去医院接受治疗
2	疲劳是孕妈妈头痛的重要诱因，孕期每天最好睡个午觉，每晚保证8小时睡眠，尽量不要长时间做精神过于集中的事，如长时间看电视等

减轻腰痛的方法

孕中期，腰酸背痛的感觉让孕妈妈觉得很烦恼。其实，防止腰痛的方法很简单，只需平时生活中多些细心，注意技巧，腰痛就会离你而去。

挺起腰椎向前走

孕妈妈走路时应保持双眼平视前方，把脊柱挺直，身体重心要放在脚跟上，从脚跟至脚尖逐步落地。一定要走得慢一点，预防摔倒。

坐姿、睡姿需调整

已发生腰痛的孕妈妈，可采取仰卧、双腿弯曲的睡姿，小腿下垫高，这能使腰部得到最大程度的放松。起床时先侧身，用手帮助支起上身。

坐着时整个臀部放在座位的中心，不要只把一半的臀部放在座位边上。坐下后，轻轻扭动腰部，将身体的重心从脊柱调整到臀部。另外，桌子和椅子的高度应该协调，当孕妈妈挺直背时，桌子位于肚脐以上、乳房以下为最佳。

●如何看懂化验单 ●

一般的物理检查

体重、腹围、宫高，是反映胎儿生长的显著指标。

宫高：宫底高度的简称，可以判断子宫大小，通过宫高和腹围可初步判断孕周，了解胎儿生长发育情况。

腹围：是通过测量平脐部、环腰腹部的长度来了解子宫横径大小，与宫底高度相对应，以便了解宫腔内的情况及子宫大小是否符合妊娠周数。

透过B超看胎儿

B超是目前使用最广泛的胎儿影像学监护仪器，可以进行胎儿大小、胎动、羊水情况、胎儿畸形筛查等观察。而彩超在B超的基础上可显示血流显像图，在产科领域一般用于评估血流状态。

1. 妊娠12～16周B超检查：这时做B超检查可确定是单胎还是多胎，并可测量胎儿的大小及其发育情况。

2. 妊娠20～25周B超检查：怀孕中期的B超检查可帮助孕妈妈了解胎儿的生长发育情况，对胎儿的位置及羊水量有进一步的了解。还可以早期发现胎儿畸形，如胎儿的肢体畸形、唇腭裂畸形等。

☑ **小贴士**

一般情况下怀孕12周以内的孕妈妈最好不要做B超。但是怀孕初期有阴道出血，需做B超检查是否有宫外孕、先兆流产或葡萄胎，确定胚胎是否能存活，能否继续妊娠等。当妊娠周数与腹部大小不符时，也要做B超以了解胎儿的发育情况，观察是否发生胎停育。

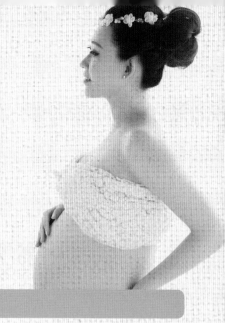

3.妊娠37～40周B超检查：这阶段的B超可以帮观察胎儿胎位、胎儿大小、胎盘成熟度、有无脐带缠颈等，进行临产前的最后评估，提醒孕妈妈做好产前准备，所以这次B超是非常重要的。

如果在孕期有特殊情况，比如高危产妇、胎儿发育迟缓、腹痛、阴道出血等需要多次做超声检查。

检查报告

脊椎	胎儿脊柱连续为正常，缺损为异常，可能脊柱有畸形
羊水径线	有两种测量方式：AFV及AFI。AFV：羊水最大暗区垂直深度测定。AFI：孕妇平卧，头高30°，将腹部经脐横线（沿脐部朝身体两侧画线）与腹白线（沿下腹部中央画垂直线），两条线将腹部分为4个区，测定各区最大羊水暗区相加而得
羊水过多	AFV>7（或8）cm，AFI>18（或20）cm
羊水过少	AFV<3cm，AFI<8cm为羊水过少临界值，<5cm为羊水过少绝对值
胎心	正常值120～160次/分。在孕妇剧烈活动或心率过速或胎动时，也可有暂时升高，可休息后复查
胎盘	主要监测胎盘位置和成熟度。胎盘位置可以位于子宫前壁、后壁、侧壁或者子宫底部，这都是正常的。当胎盘位置过低或有过早从子宫剥离时B超单都会特别提示，当B超单没有特别提示时，千万不要对它长在前面还是后面而担心
脐带	在生产的过程中，有各种手段监测产程进展，如果在生产过程中脐带因素确实影响了分娩的进展，医师会及时发现并予以处理，不要在还没有试产前就对脐带缠绕过于紧张
胎位缩写	胎位是先露部的代表在产妇骨盆的位置，顶先露缩写为O，臀先露缩写为S，面先露缩写为M，肩先露缩写为Sc，左侧为L，右侧为R

常规检查

从孕早期到生产，孕妈妈大概要经历10次常规产检。每一次产检内容都有侧重，但每一次产检进行血尿常规的化验是必查项目。

生化检查

血液生化检查又称为肝肾功能检查，可以较为简单而全面地了解肝脏和肾脏功能状态。一般的血生化检测报告中包含的项目和参考值如下：

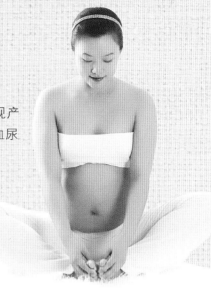

检查目的	中文名称	英文名称	参考值
肝功能化验	谷丙转氨酶	ALT	0.0 ~ 40.0
	谷草转氨酶	AST	0.0 ~ 40.0
	总胆红素	TBIL	1.7 ~ 30.0
	直接胆红素	D-BIL	0.0 ~ 15.0
血糖化验	葡萄糖	GLU	3.85 ~ 6.05
肾功能化验	尿素氮	BUN	2.85 ~ 8.50
	肌酐	CREA	44.0 ~ 160.0
	尿酸	UA	150.0 ~ 420.0
血脂化验	总胆固醇	CHOL	2.00 ~ 5.20
	甘油三酯	TG	0.22 ~ 1.98
	低密度脂蛋白胆固醇	LDL-C	1.57 ~ 4.80

● 什么样的睡姿**最合适** ●

孕期各阶段睡姿

孕妈妈睡眠的姿势与母子健康关系密切，但也不要因为"孕妇应该采取左侧卧位睡眠"，而降低了睡眠质量。其实孕妈妈注意一些睡姿细节，保证好睡眠就够了。

时间	适宜睡姿
孕早期	睡眠姿势可随意，采取舒适的体位即可，如仰卧位、侧卧位
孕中期	注意保护腹部。若孕妇羊水过多或双胎妊娠，采取侧卧位睡姿较为舒适。若孕妇感觉腿沉重，可采取仰卧位，稍垫高腿
孕晚期	最好采取左侧卧位。下腔静脉位于腹腔脊椎的右侧，若右侧卧，子宫会压迫下腔静脉，血管受到牵拉，从而影响胎儿的正常血液供应

睡姿经验谈

1.躺下休息时，要尽可能采取左侧卧位。这样可减少子宫对腹主动脉、下腔静脉和输尿管的压迫，增加子宫胎盘血流的灌注量和肾血流量。

2.如果感到不舒服，就采取能让自己舒服的体位。

3.感到舒服的睡眠姿势是最好的姿势。每个人都有自我保护能力。如果仰卧位压迫了动脉，回心血量减少导致血供不足，孕妈妈会在睡眠中改变体位或醒过来。

4.使用一些辅助睡眠的用品，如侧卧睡垫和靠垫。孕晚期孕妈妈的腰部会承受较大的压力，所以需要特别的保护。舒适的靠垫和睡垫，可以贴合孕妈妈腰部的曲线，减轻腰部压力，缓解腰部不适。

5.不宜长时间站立、行走或静坐。长时间站立和行走，会影响下腔静脉和腹主动脉血供，坐着时，最好是坐直身体。坐直身体可减少腹主动脉受到的压力。

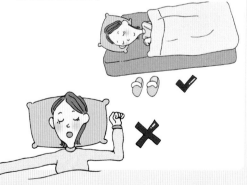

这个月 吃什么怎么吃

每个月胎儿和孕妈妈都需要不同的营养素

怀孕4个月需要重点补充的营养

从这个月开始，胎儿生长迅速，每天需要大量营养素，孕妈妈要保证营养的摄入以满足胎儿及自身营养素存储的需要。除了和之前一样补充蛋白质和碳水化合物，本月还要重点补充锌、钙、铁等营养素。

主打营养锌不可缺

这个月孕妈妈需要增加锌的摄入量。缺锌会造成孕妈妈味觉、嗅觉异常，食欲减退，消化和吸收功能不良，免疫力降低，这样会造成胎儿发育迟缓。富含锌的食物有生蚝、肝脏、口蘑、芝麻、赤贝等，尤其在生蚝中含量尤其丰富。补锌也要适量，每天补充量不宜超过45毫克。

摄入足够的钙

从这个月，胎儿开始长牙根，需要大量的钙元素。若钙的摄入量不足，孕妈妈体内的钙就会向胎体转移，从而造成孕妈妈小腿抽筋、腰酸背痛、牙齿松动等症状，胎儿牙齿发育会不健全。奶和奶制品是钙的优质来源，而虾、虾皮、海带、大豆等也能提供丰富的钙质。对孕妈妈来说，每天对钙的摄入量应该为1 000～1 200毫克。

维生素A适量摄取

维生素A可以帮助细胞分化，是眼睛、皮肤、牙齿、黏膜发育不可或缺的，但是摄取过量会导致唇腭裂、先天性心脏病等缺陷。孕妈妈应购买孕妈妈专用的综合维生素A。富含维生素A的食物有胡萝卜、鱼肝油、猪肝等。

☑ 注意皮肤保养

孕中期，皮肤色素沉着变得明显，皮肤变得粗糙失去光泽，避免日光直射，每天按摩皮肤，促进皮肤血液循环。不宜涂口红、指甲油，不宜烫发和染发。

●这些食物可以多吃●

食物名称	食物功效
麦片	麦片不仅可以让孕妈妈保持精力充沛，而且能降低体内胆固醇的水平。不要选择那些口味香甜、精加工过的麦片，最好是天然的，没有任何添加成分在里面
脱脂牛奶	怀孕的时候，孕妈妈需要从食物中吸取的钙大约比平时多1倍。多数食物的含钙量都很有限，因此脱脂牛奶成了孕妈妈最佳的选择
瘦肉	铁在人体血液转运氧气和红细胞合成的过程中起着不可替代的作用，孕期孕妈妈的血液总量会增加，以保证能够通过血液供给胎儿足够的营养，因此孕期对于铁的需要就会成倍地增加。如果体内储存的铁不足，孕妈妈会感到极易疲劳。瘦肉中的铁是供给这一需求的主要来源之一，也是最易于被人体吸收的
全麦饼干	这种小零食有很多用途：咀嚼它，能够非常有效地缓解孕吐反应；当孕妈妈在办公室里突然有想吃东西的欲望时，它就在孕妈妈身边，方便携带
柑橘	尽管柑橘类的水果里90%都是水分，但其中仍然富含维生素C、叶酸和大量的纤维，能帮助孕妈妈保持体力，防止因缺水造成的疲劳
豆制品	对于那些坚持素食的孕妈妈，豆制品是一种再好不过的健康食品了。它为孕妈妈提供很多孕期所需的营养，例如蛋白质
全麦面包	把孕妈妈每天吃的精粉白面包换成全麦面包，孕妈妈就可以保证每天20～35克纤维的摄入量。同时，全麦面包还可以提供丰富的铁和锌
坚果	坚果所含的脂肪对于胎儿脑部发育很重要，孕妈妈适量吃些坚果绝对有好处。但坚果的热量比较高，因此每天将摄入量控制在28克左右
花椰菜	不仅营养丰富，而且健康美味；富含钙和叶酸，还有大量的纤维和抵抗疾病的抗氧化剂；内含维生素C，可以帮助孕妈妈吸收绿色蔬菜中的铁

孕4个月你不可以这么吃

吃得过饱

这个月，孕妈妈的妊娠反应减小，食欲增加。但需注意：再营养、再可口的食物也不要吃得过多、过饱，否则会增加孕妈妈胃肠道、肝脏及肾脏的负担，也给胎儿带来不良影响。

喝水过多

怀孕后，自身和胎儿都需要水分，孕妈妈会比孕前摄取更多的水。但是，孕妈妈喝水是有限度的。喝水过多，容易引起或加重水肿。一般而言，孕妈妈每天喝1～1.5升水为宜，孕晚期，应控制在每天1升以内为宜。

节 食

有些年轻的孕妈妈害怕孕期发胖影响身材，于是节制饮食。这样的做法是十分有害的。怀孕后，新陈代谢变得旺盛，与妊娠有关的组织和器官也会发生增重变化。孕妈妈需要的营养较孕前大大增加。先天的营养对胎儿的生命力至关重要。若营养供应不足，就会给胎儿带来发育障碍，严重时导致早产、流产、死胎的后果。

对孕妈妈来说，也会造成贫血、腰酸腿痛、体弱多病等。因此，孕妈妈万万不可节食，而应做到合理搭配饮食，不挑食、不偏食，这样才能满足妊娠期营养的需求。

☑ 日常生活要注意

日渐隆起的腹部给孕妈妈的日常生活带来不便。孕妈妈要特别注意保护腹部。保证8～9小时的睡眠时间，并且尽量要有充足的午休时间。睡眠姿势以左侧卧位为最佳。把脚垫高，可以帮助血液循环，注意增减衣服，以防受凉。避免重活和长时间站或坐。

● 孕期贫血 怎么办 ●

为什么会贫血

　　孕期贫血是孕期常见的问题之一。由于孕妈妈血容量增加了约40％，超过红细胞增加的幅度，血液中血红蛋白的浓度下降，从而出现生理性贫血，孕期贫血以缺铁性贫血最为常见。铁和叶酸是形成红细胞的重要物质，孕妈妈在孕期对铁的需求比孕前增加近4倍，如果长时间铁摄入不足，极易发生缺铁性贫血。贫血可使孕妈妈发生妊高征，增加妊娠期的危险。血细胞具有携氧能力，贫血后孕妈妈的血细胞携氧能力降低，易导致胎儿在宫内缺氧，进而造成胎死宫内、早产、分娩低体重儿。由于胎儿先天铁储备不足，出生后很快就发生营养性贫血，也会影响智力水平。

　　症状：感觉疲劳、头晕；脸色苍白；指甲变薄，易折断；呼吸困难；心悸；胸口疼痛。

　　预防：在孕中期和后期检查两次血色素，及早发现贫血。

　　如果有轻度贫血，通过食物解决：多吃富铁食物；做菜多用铁炊具烹调；多吃富叶酸的食物；如果严重贫血在食补的基础上增加药物。

哪些食物富含铁质

　　食物中的铁有两种形式——血红素铁和非血红素铁。动物类食品的血红素铁吸收更好，因此膳食中铁的良好来源为动物肝脏、动物的血、畜禽肉类、鱼类，尤其是瘦肉、绿色蔬菜是补充叶酸的良好食物来源。膳食中增加富含维生素C的食物，可增加铁的吸收。同时建议怀孕4个月以后每日补充叶酸5毫克，预防巨幼红细胞性贫血。此外，要及时治疗慢性失血，如痔疮、牙龈出血、钩虫病等。如有慢性消化不良，要及时治疗，促进营养物质吸收。

☑ 和胎儿多沟通

　　这个月的孕妈妈可以抚摩胎儿与其沟通、交流感情，帮助胎儿做"体操"。

　　方法：平躺在床上，全身尽量放松，用手指轻轻按一下胎儿再抬起，胎儿会有轻微胎动以示反应。

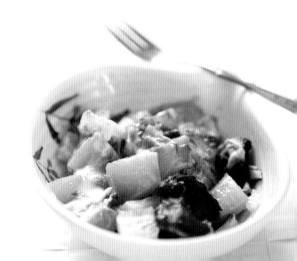

● 孕妈妈一日的**餐单建议** ●

食物属性	食物种类
早餐	热汤面1碗，鸡蛋1个，凉拌黄瓜适量
加餐	酸奶1杯，坚果适量
中餐	米饭100克，虾仁西葫芦100克，松仁玉米100克，空心菜适量
加餐	香蕉燕麦粥适量
晚餐	糖醋带鱼100克，凉拌土豆丝50克，米饭适量

● 一周饮食**搭配示例** ●

	早餐	午餐	晚餐
周一	牛奶、枣泥糕、水果	米饭、糖醋鱼、凉拌皮蛋豆腐	豆沙炸糕、八宝粥、青椒土豆片
周二	牛奶、土司、火腿、草莓	二米饭、冬菇菜心、猪蹄黄豆汤	韩式拌饭、酱汤
周三	豆浆、鸡蛋灌饼、水果	紫米饭、鱼羊一锅汤、清炒油麦菜	玉米面粥、小笼包、番茄炒鸡蛋
周四	牛奶、藕合饼、水果	生菜包饭、黄豆排骨汤	二米饭、清蒸甲鱼、扒油菜
周五	牛奶、肉松面包、水果	米饭、猪肉焖海带、糖醋心里美	豆馅儿包子、拌金针菇、二米粥
周六	酸奶、发糕、水果羹	米饭、糖醋番茄、牛肉烧萝卜	紫米粥、豆沙炸糕、素什锦
周日	豆沙包、鸭蛋、紫米粥	米饭、东坡羊肉、蒸鱼片豆腐	水果沙拉、牛奶、煮玉米

本月话题：关于唐氏筛查

筛选出患某一疾病可能性较大的胎宝宝

什么是**唐筛**

唐筛即唐氏筛查，是通过抽取孕妇血清，检测母体血清中甲型胎儿蛋白和绒毛促性腺激素的浓度，并结合孕妇预产期、年龄、体重和采血时的孕周等，计算生出唐氏儿的危险系数的检测方法。

唐氏综合征又叫做21三体，也就是说患者的第21对染色体比正常人多出一条（正常人为1对）。

唐筛的**最佳时间**

唐氏筛查的最佳时间是在孕15～20周。一般抽血后2～3周内即可拿到筛查结果，如果结果为高危也不必惊慌，因为还要进一步做羊水穿刺和胎儿染色体检查才能明确诊断。

做唐筛可以**吃早餐吗**

孕妇做唐氏筛查时无须空腹，仅抽取静脉血。

哪些孕妇**该做唐筛**

每一个孕妇都应该做唐氏筛查。唐氏的发生具有随机性，只有大约1%的唐氏患者与遗传因素相关，其他发病因素不明。

为了避免唐氏患儿给家人带来的负担，孕妈妈应自觉去医院做唐筛。当孕妇超过35岁即"高龄产妇"，胎儿患先天性缺陷疾病的概率增加，因此，高龄产妇做唐氏筛查是非常必要的。

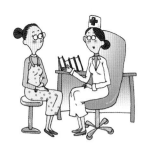

● 唐筛结果值 多少算正常 ●

目前唐筛检查是化验孕妇血液中的甲型胎儿蛋白（AFP）、人类绒毛膜性腺激素（β–hCG）的浓度，并结合孕妇的年龄，运用计算机精密计算出每一位孕妇怀患有唐氏综合征胎儿的危险性。

甲型胎儿蛋白（AFP）的MOM值一般范围为0.7~2.5，而绒毛膜促性腺激素越高，胎儿患唐氏综合征的概率越高。另外，医生还会将甲胎蛋白值、绒毛膜促性腺激素值以及孕妇的年龄、体重、怀孕周数输入电脑，由电脑算出胎儿出现唐氏综合征的危险性，不同医院使用的标准不一样，有的医院正常值标准是"小于1/270"，有的则是"小于1/380"，但标准值能准确判断是否为唐氏患儿。

● 各年龄段发生 唐氏综合征的危险性 ●

母亲在各年龄所对应的发生唐氏综合征的危险性			
年龄（岁）	危险性	年龄（岁）	危险性
26	1：1286	36	1：307
27	1：1208	37	1：242
28	1：1119	38	1：189
29	1：1018	39	1：146
30	1：909	40	1：112
31	1：796	41	1：85
32	1：683	42	1：65
33	1：574	43	1：49
34	1：474	44	1：37
35	1：384	45	1：28

本月胎教

■ 宝宝的璀璨人生从胎教开始

● 本月胎教重点 ●

　　孕妇怀孕到第13～16孕周时，胎儿出现第一次胎动。此时，标志着胎儿的中枢神经系统已经分化完成；胎儿的听力、视力开始迅速发育，并逐渐对外界施加的压力、动作、声音，光线做出相应的反应，尤其对母体的血液流动声、心音、肠蠕动声等更为熟悉。若我们借助胎儿神经系统飞速发展的阶段，给予胎儿各感觉器官适时、适量的良性刺激，则能促使其发育得更好，为出生后早期教育的延续奠定良好的基础。

● 名画欣赏：《向日葵》 ●

　　被誉为凡·高化身的《向日葵》，仅由绚丽的黄色色系组合而成。黄色的花瓣就像太阳放射出耀眼的光芒。画家用奔放不羁的笔触，使画中的每一朵向日葵都获得了强烈的生命力，这正是作者凡·高本人内心情感的写照，是他精神力量的外露。

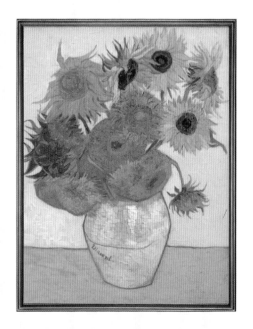

　　凡·高以《向日葵》中的各种花姿来表达自我，有时甚至将自己比为向日葵。凡·高写给弟弟西奥的信中多次谈到《向日葵》系列作品，其中说明有12株和14株向日葵的两种构图。他以12株来表示基督十二门徒，14株则是加上了作者本人和弟弟西奥两人，一共14人。

●艺术胎教：《天上的爱与人间的爱》●

　　天上的爱，一个裸体女人，拿着一盏油灯，赤裸裸的亮着；世俗的爱，穿衣的女人，一点点的虚荣，一点点的富贵，天上的世间的女子，有不同的风韵；一个爱的小天使，淘气地在池子里戏水。天上的、世间的爱都一样地成长，这就是提香色。

　　《天上的爱与人间的爱》取材于希腊神话中的一则故事：为夺回被叔父霸占的王位，伊阿宋要去阿尔喀斯夺取天神的圣物——金羊毛。爱神阿弗洛迪忒使阿尔喀斯的公主美狄亚对英雄伊阿宋一见倾心。在美狄亚的帮助下，伊阿宋和他的英雄朋友们渡过重重难关，终于杀死了守卫的毒龙，取得了金羊毛。之后，美狄亚与伊阿宋结合。画面上，爱神（右）正劝说美狄亚（左）。要她帮助伊阿宋夺取金羊毛。这幅画的寓意很多，其中之一是：天上的爱代表爱神所统辖的虚幻之爱；人间的爱代表美女爱英雄的世俗之爱。

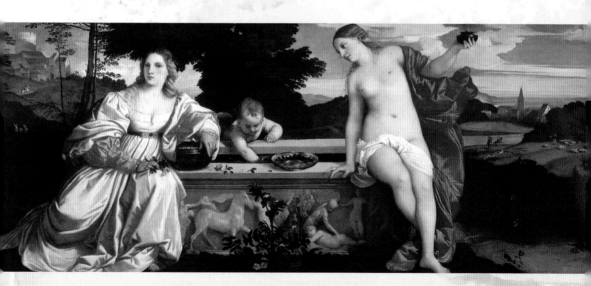

●电影欣赏：《音乐之声》●

这是一部改编自玛丽亚·冯·崔普（Maria von Trapp）的著作《崔普家庭演唱团》。无论是胎教活动还是未来的家庭教育和生活，陪伴孩子比给他们丰富的物质更为重要。在电影中我们看到孩子们淋漓释放的天性，他们追求自由、性格多变，作为妈妈，面对孩子时，我们要做好朋友，做老师，做家长……无论怎样，我们将开始一段幸福的挑战，不要想控制他们，而是跟他们一起成长。音乐能激起内心深藏的情感，让我们轻轻地哼浅浅地唱。跟着电影一起沉浸在音乐和美好的亲情与爱情里，找到自己，找到我们内心对自由与爱的渴望。

●电影欣赏：《当幸福来敲门》●

这部电影最令人动容的是暖暖的父子之情。这也是给如今父亲在孩子成长过程中的缺位现象的一个非常重要的提示与示范。跟诸多电视真人秀节目一样，社会也在提示父亲在孩子的成长过程中对其影响的深远意义。父母是孩子的模范与模样，父母的勇敢乐观、积极心态和乐善好施，都将成为孩子的人生底色和生存能力，并最终会用另一种方式回报父母。你将会对本片中那些风餐露宿和不公对待莞尔一笑，因为这是如此珍贵的挫折体验。人生是一座宝藏，每一段经验的结果都是一枚闪亮的勋章，让我们与孩子一起，快乐地走在成长的路上！

●电影欣赏：《天堂电影院》●

《天堂电影院》是导演重现了自己儿时与电影的记忆。这部电影的看点是一个小男孩的成长历程，让我们相信兴趣是最好的老师，甚至可以成就我们一生的事业，给我们的提示是：找到并坚持自己的兴趣是人生最重要的快乐，当然也记得珍视未来宝宝的兴趣。热爱电影的小男孩和老放映师的忘年之交，没有目的没有成绩只有承诺和最稳妥的呵护，值得珍藏一生。回归亲情，妈妈为了等他回来再也不锁门，这是每个父母对孩子最大的接纳和守候。学会做父母是一生的功课。

●语言胎教：古诗词名句赏析●

《生查子·元夕》

（北宋）欧阳修

去年元夜时，花市灯如昼。
月上柳梢头，人约黄昏后。
今年元夜时，月与灯依旧。
不见去年人，泪湿春衫袖。

《相见欢》

（五代）李煜

无言独上西楼，月如钩。
寂寞梧桐深院锁清秋。
剪不断，理还乱，是离愁。
别是一番滋味在心头。

《花月痕·第十五回诗》

（清）魏子安

多情自古空余恨，好梦由来最易醒。
岂是拈花难解脱，可怜飞絮太飘零。
香巢乍结鸳鸯社，新句犹书翡翠屏。
不为别离已肠断，泪痕也满旧衫青。

《游子吟》

（唐）孟郊

慈母手中线，游子身上衣。
临行密密缝，意恐迟迟归。
谁言寸草心，报得三春晖。

《己亥杂诗·浩荡离愁白日斜》

（清）龚自珍

浩荡离愁白日斜，吟鞭东指即天涯。
落红不是无情物，化作春泥更护花。

《节妇吟》

（唐）张籍

君知妾有夫，赠妾双明珠。
感君缠绵意，系在红罗襦。
妾家高楼连苑起，良人执戟明光里。
知君用心如日月，事夫誓拟同生死。
还君明珠双泪垂，恨不相逢未嫁时。

《节妇吟》
（宋）柳永

伫倚危楼风细细，
望极春愁，
黯黯生天际。
草色烟光残照里，
无言谁会凭栏意。
拟把疏狂图一醉，
对酒当歌，
强乐还无味。
衣带渐宽终不悔，
为伊消得人憔悴。

●趣味胎教：冰激凌●

材料：纸、彩纸、画笔、胶水

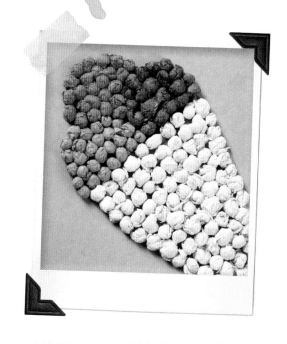

步骤1：准备一些黄色、蓝色、粉色、紫色的纸团。

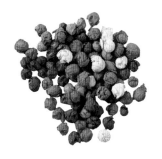

步骤2：在纸上画出冰激凌的轮廓。

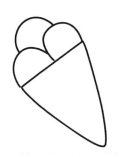

步骤3：用蓝色和紫色皱纹纸搓成小团做出冰激凌的上半部。

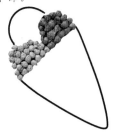

步骤4：用粉色的皱纹纸搓成小球团做出冰激凌的顶部。

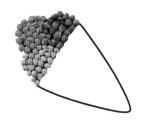

步骤5：用黄色皱纹纸搓成小团，将冰激凌的下半部粘满，这样冰激凌就完成了。

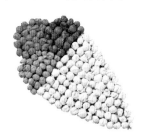

●趣味胎教：郁金香●

材料：彩纸、卡纸、画笔、胶水

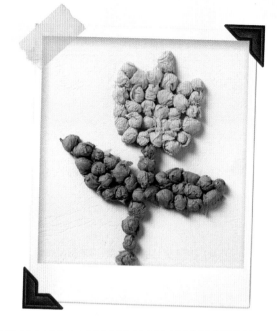

步骤1：准备一些橙色和绿色的纸团。

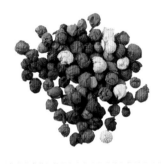

步骤2：在纸上画出郁金香的轮廓。

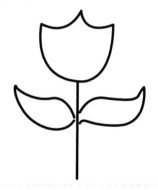

步骤3：用绿色皱纹纸搓成小团，将郁金香的叶子部分粘满。

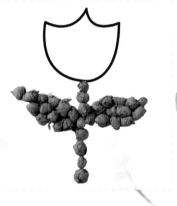

步骤4：用橙色皱纹纸搓成小团，将郁金香的下半部粘满，这样郁金香就完成了。

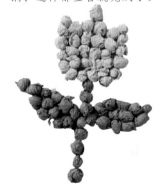

●趣味胎教：小鸡●

材料：彩纸、画笔、卡纸、胶水、毛线

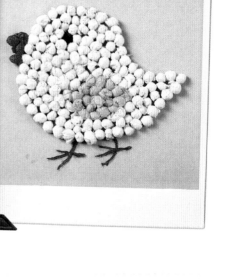

步骤1：准备一些黄色、红色、橙色的纸团。

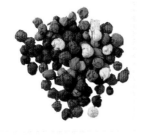

步骤2：在纸上画出小鸡的轮廓。

步骤3：用黄色皱纹纸搓成小团，将小鸡的身体粘满。

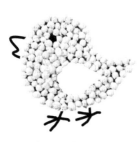

步骤4：用红色的毛线粘好小鸡的腿部。

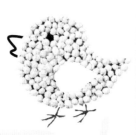

步骤5：用橙色的皱纹纸捏成小团，将小鸡的翅膀粘好。

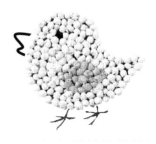

步骤6：用红色的皱纹纸搓成小团，将小鸡的嘴粘满，这样小鸡就完成了。

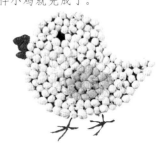

怀孕第5个月 （17～20周）
能感受到胎动了

导读 这个月，胎宝宝开始进入"精雕细琢"期，又增加了不少新的本领。最明显的本领是他的运动能力有了很大的进步。这一时期，胎宝宝伸小胳膊小腿时，孕妈妈就会有"震感"，如果胎宝宝在"小房子"里翻来覆去地玩耍，孕妈妈一定会辗转反侧，难以入睡。此时胎宝宝和孕妈妈的交流将更加亲密、和谐。

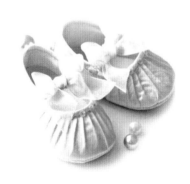

胎儿发育 周周看

宝宝生长进入"精雕细琢"阶段

● 第17周 外界的声音令我很兴奋 ●

手指
手指脚趾长出指甲，并呈现出隆起，胎儿还会用口舔尝吸吮拇指。

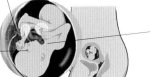

器官
肾脏已经能够制造尿液，感觉器官开始按照区域迅速地发展。

面目五官
此时胎儿的头已占全身长的1/3，耳朵的入口张开；牙床开始形成；头发、眉毛齐备。

现在我大约有142克重，12.7厘米长，大小像一只香瓜。我的软骨开始变硬成为骨骼，连接胎盘的生命纽带——脐带，长得更粗壮了。现在的我跟婴儿一样可爱，皮肤变得红扑扑的。我非常顽皮，最喜欢用手抓住脐带玩，有时候会抓得特别紧。

● 第18周 我更热爱运动了 ●

心脏
随着心脏跳动得更加活跃，利用听诊器可以听到胎儿心跳声音，利用B超检查可以查出心脏是否有异常。

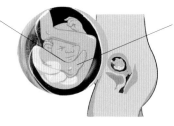

四肢
这时是胎儿最活跃的阶段，胎儿不时地以脚踢孕妈妈肚子的方式来表达自己的存在。

这周开始我进入了最活跃的阶段，不停地翻转、扭动并且拳打脚踢，一刻也不闲着。这充分表明我很健康。我的心脏运动也变得活跃起来，借助听诊器，妈妈可以清楚地听到我的胎心音。而且我已经有自己的性别特征了。

● 第19周 我的感官迅速发育 ●

大脑

胎儿的大脑开始划分出专门的味觉、嗅觉、听觉、视觉和触觉区域，并在这些区域里迅速发育。

皮肤

胎儿皮肤的腺体分泌出一种黏稠的、白色的油脂样物质，称为胎儿皮脂，有防水屏障的作用，可防止皮肤在羊水中过度浸泡。

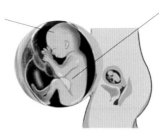

　　现在的我，身长大约有15厘米，体重约240克，相当于一个小南瓜。本周是我感官发育的重要时期：我的大脑开始划分出专门的味觉、嗅觉、听觉、视觉和触觉区域，并在这些区域里迅速发育。现在是爸爸妈妈对我进行感官胎教的最佳时期，一定不要错过。

● 第20周 我的骨骼发育开始加快 ●

器官

本周胎宝宝胃内开始出现制造黏膜的细胞，肠道内的胎便也开始聚积。

四肢

胎宝宝的四肢和脊柱已经开始进入骨化阶段，此时的胎儿完全具备了人体应有的神经系统，神经之间已经互相连接，而且肌肉比较发达，所以胎儿可以随意活动。

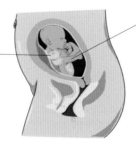

　　本周我消化道中的腺体开始发挥作用，胃内开始出现制造黏膜的细胞，肠道内的胎便也开始聚积。我的骨骼发育开始加快；我的四肢和脊柱已经开始进入骨化阶段。这就需要妈妈补充足够的钙，才能保证我骨骼的正常生长。

孕妈妈变化 周周看

孕妈妈变得越来越丰满了

● 第17周 韧带疼痛 ●

现在孕妈妈的体重增加了2~5千克。子宫开始变得更大，子宫周围组织的负荷也更重。当孕妈妈正常运动时，子宫两侧的韧带会随之抻拉，从而使孕妈妈产生疼痛的感觉。当突然改变姿势时，会有这种痛楚感，这种韧带痛是妊娠期的一种常见症状，孕妈妈不要误认为是伤风。

● 第18周 鼻塞、鼻黏膜充血和出血 ●

在本周，有的孕妈妈会出现鼻塞、鼻黏膜充血和出血的状况，孕妈妈不要为此过于担心，这与孕期内分泌变化有关，孕妈妈不要滥用滴鼻液和抗过敏药物。如果情况越来越糟，就要到医院就医。

● 第19周 疲倦来袭 ●

怀孕使得孕妈妈的身体承担着额外的负担，所以孕妈妈特别容易感到疲倦和乏力。在这种情况下，孕妈妈不要做太多工作，尽可能早点休息，保持高质量的睡眠。此外，孕妈妈也可以通过聊天、听胎教音乐、散步等方法来放松心情。

● 第20周 感觉到轻微的胎动 ●

到了这周，孕妈妈能够明显地感觉到胎动、感受到宝宝的生命力了。孕妈妈的子宫约在肚脐的位置，腹部变大，已接近典型孕妇的体型。变大的腹部破坏了整个身体的平衡，使人很容易感觉疲劳。此外，还伴有腰痛、失眠、小腿抽筋等不适。在日常生活中，孕妈妈要注意休息，多出去呼吸些新鲜空气，活动筋骨。

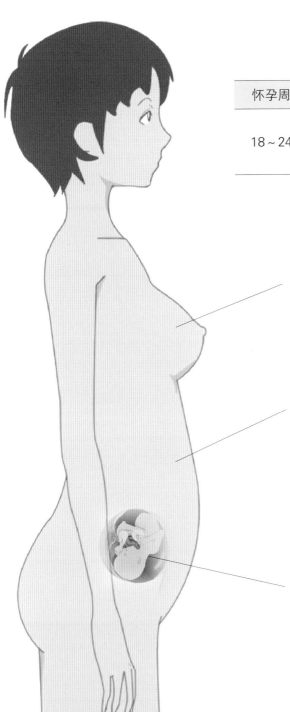

怀孕周数	要检查的项目
18～24周	B超胎儿畸形筛查，观察胎宝宝的生长情况，检查他的器官是否畸形

乳房：乳房比以前膨胀得更为显著。

体重：孕吐情况会完全消失，身心处于安定时期。孕妈妈体重最少增加了2千克，有些孕妈妈也许会增加5千克。

子宫：此时可测得子宫底高厚度在耻骨联合上缘的15～18厘米处。

这个月 你最关心的问题

不同阶段，孕妈妈都有特别需要注意的事情

● 为孕期贫血支两招 ●

贫血的自我检测

1.有头晕的情况，尤其是坐着突然站起来的时候，两眼发黑或是眼冒金星。

2.经常感觉疲劳，即使活动不多也会感觉浑身乏力。

3.偶尔感觉头晕，脸色苍白。

4.指甲变薄，而且容易折断。

5.呼吸困难，心悸，胸口疼痛。

贫血的调理

定期检查：孕期里定期检查血红蛋白、红细胞计数，时刻关注是否有贫血症状。

饮食调理：多吃含铁丰富的食物，并保证维生素B$_{12}$、叶酸的摄入。在孕妈妈日常菜单中，多加入一些动物的肝脏、肉类、蛋类、豆类及豆制品、牛奶、蔬菜、水果等，补充铁元素。对于中度或重度贫血患者，可在医生指导下服用一些铁剂。

铁是生产血红蛋白的必备元素，血红蛋白负责把氧气运送给全身各细胞。这个时期胎宝宝需要靠吸收铁质来制造血液中的红细胞，补铁就是给胎宝宝补血补氧。

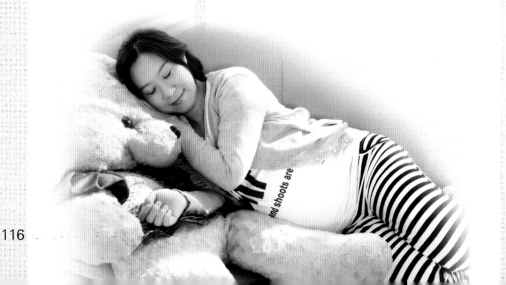

有助于缓解孕期贫血的食物

食物类别	食物名称
动物肝脏	猪肝、牛肝、羊肝、鸡肝等
动物血液	猪血、鸭血、鸡血等
蔬菜	胡萝卜、菠菜、萝卜干等
水果	柠檬、橘子、樱桃、荔枝、大枣、草莓、龙眼肉等
其他	木耳、黑豆、肉类、鱼类、禽蛋等

缓解腰酸背痛的小方法

随着肚子一天天隆起，站立时身体的重心要向后移才能保持平衡。长期采用这种姿势会使背部和腰部肌肉疲累酸痛。黄体酮使骨盆、关节、韧带软化松弛，易于伸展，但增加了腰背关节的负担。

怀孕时期，体重急剧增加，激素改变，身体会有些微水肿、韧带松弛等现象发生。在怀孕初期，由于这些现象并不会对身体造成太大影响。但是，到了怀孕中后期，随着腹部逐渐变大、体重增加，孕妈妈们会行动不便，甚至经常出现腰酸背痛、小腿抽筋、双腿水肿等现象。其实，这些状态都属孕期的正常现象，孕妈妈不要每天忧心忡忡。

预防妊娠高血压

在怀孕20周以后，孕妈妈要注意是否有血压升高、水肿等症状。血压高的孕妈妈，会出现头晕、眼花、胸闷及恶心呕吐的症状，母体不能顺利向胎盘供给营养，从而导致胎盘功能低下，造成胎儿所需的营养和氧气的摄入不足，导致发育不全，甚至会出现死胎。

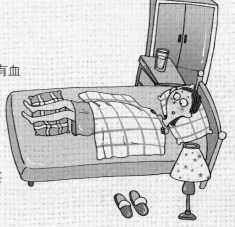

定期检查

定时做产前检查是及早发现妊高征的最好方法。每一次产检，医生都会称体重、测量血压并验血尿等。这些是判别妊高征的重要指标如果出现妊高征，须用药物治疗，若胎盘功能不全日益严重并接近临产期，医生可能会决定用引产或剖宫产提前结束妊娠。

自我检测

孕妈妈要经常为自己量血压、称体重，尤其是在妊娠36周以后，每周都应观察血压和体重的变化。

避免过劳

避免过度劳累，每天的睡眠时间应保证8小时左右，降低妊高征的发生概率。

保证营养

大量摄取优质蛋白质、钙和植物性脂肪，蛋白质不足时会弱化血管，加重病情，同时注意摄取有利于蛋白质吸收的维生素和矿物质。

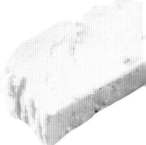

●孕期感染了阴道炎怎么办●

首先孕妈妈要定期围产保健，这样可以实现阴道疾病早预防、早发现以及早治疗。在首次产检时，要做乙肝、丙肝病毒、艾滋病病毒、梅毒、宫颈防癌等检查。平时生活中孕妈妈要注意自身的清洁，勤换内裤，减少性生活的次数。一旦发现有分泌物量增多，性状异常、瘙痒、灼热等现象，及时就诊。在治疗阴道炎时，不要过度诊断和过度治疗。

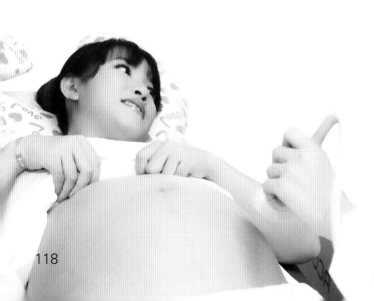

✓ 减少盐分

盐分摄入过多会导致血压升高，影响心脏功能，引发蛋白尿和水肿。因此要严格限制食盐的摄取，每天不要超过7克。

这个月 吃什么怎么吃

每个月胎儿和孕妈妈都需要不同的营养素

● 孕5月需要重点补充的营养 ●

满足热能需要

孕5月需要的热量比孕前多10%～15%，即每天需要增加200～300千卡（837～1255千焦）热量。为了满足热能的需要，注意调节主食的品种，这样才能满足孕妈妈与胎儿的健康需要。

铁

怀孕期间，孕妈妈对铁的需求量会猛增，并且孕周越长，胎儿的发育越完全，需要的铁就会越多。铁的供应量不足，是孕妈妈很容易出现的问题。孕期缺铁，会引发缺铁性贫血，危害母子健康。动物肝脏是孕期补铁的佳品，在各种蔬菜、粮食、坚果等食物中也含有铁。同时要注意维生素C的摄入，以促进铁的吸收。

维生素D和钙

这段时间孕妈妈需要维生素D和钙来帮助胎儿骨骼生长。鱼类、鸡蛋是维生素D的主要来源。晒太阳也能制造维生素D，每天晒半个小时就足够了。要做好防晒的工作。

钙对神经传输和肌肉收缩具有很重要的作用，对牙齿和骨骼健康影响很大。孕妈妈要把钙供应给胎儿，促进胎儿骨骼的生长，因此要多吃含钙食物。

脂类的补充

脂类是构成胎儿大脑的重要成分，孕妈妈应多吃些富含脂类的食物，如鱼头、芝麻、核桃、栗子、香菇、紫菜、虾等。

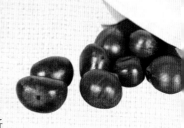

●最适合孕期**的食物**

除了正餐外，孕妈妈可适当地吃点果蔬，以满足每天所需的热量和蛋白质。以下推荐几种最适合孕期的果蔬：

栗子

具有益气补脾、健胃厚肠、强筋健骨的功效，有利于胎儿骨骼发育。但栗子"生极难化，熟易滞气"，因此不可多食。

苹果

具有生津止渴、养心益气、健脾益胃的功效。孕妈妈每天吃个苹果不仅对身体有好处，还可改善孕期情绪抑郁。

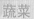

蔬菜

做沙拉时可加入深颜色的莴苣，颜色深的蔬菜维生素含量高。甘蓝是很好的钙来源，孕妈妈可以随时加入这类新鲜的蔬菜。

葡萄

补肝肾、益气血，可预防孕期贫血与水肿。患有妊娠糖尿病的孕妈妈禁食。

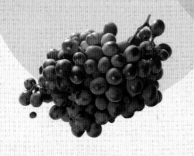

核桃

核桃能补脑健脑，提高抵抗力。常吃核桃，可促进胎儿的大脑发育。

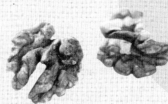

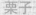

●孕妈妈一日的餐单建议●

食物属性	食物种类
早餐	番茄鸡蛋面1碗，酱猪肝少许
加餐	酸奶1杯，坚果类适量
中餐	米饭100克，木耳娃娃菜100克，清炒蚕豆50克，糖醋排骨适量
加餐	桃子1个，坚果类适量
晚餐	奶酪烤鸡翅50克，腊肠炒荷兰豆100克，红薯汤1碗，米饭适量

●一周饮食搭配示例●

	早餐	午餐	晚餐
周一	金银卷、牛奶、黄瓜蘸酱、苹果	米饭、炖羊肉条、青豆炒虾仁、海米海带汤	二米饭、盐水毛豆、猪肝炒芹菜
周二	牛奶、无水蛋糕、水果羹	煮玉米、米饭、锅塌番茄	烙饼、牛肉烧豆角、海带骨头汤
周三	豆浆、馒头、拌海带丝	紫米饭、凉拌茄条、冬瓜炖羊肉	饺子、熏干小白菜、牛奶豆腐
周四	馄饨、水果、牛奶	米饭、炒豆腐皮、清蒸鲫鱼	紫米粥、牛奶丸子西蓝花、水果沙拉
周五	牛奶、蛋黄派、水果	米饭、油保虾丁、菠菜汤	猪肝粥、炒小白菜粉
周六	牛奶、土司、番茄酱	米饭、肉炒蒜苗、炒鸭肝	煮玉米、二米粥、烧鱼丁
周日	馄饨、酸辣竹笋、水果	米饭、芙蓉鸡片、牛肉炖柿子	银耳粥、莲蓉包、水果羹

本月话题：关于胎动

胎宝宝在子宫内伸手、踢腿，这就是胎动

胎心监护前的**注意事项**

胎心监护检查是利用超声波对胎儿在宫内的情况进行监测。进行胎心监护时，最好选择一天当中胎动最为频繁的时间进行，以避免不必要的重复。孕妈妈尽量不要选择饱食后和饥饿时进行胎心监护，孕妈妈在做胎心监护时，要选择一个舒服的姿势进行。

胎心监护**的目的**

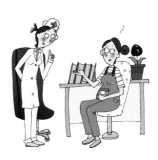

胎心监护是通过信号描记瞬间的胎心变化所形成的监护图形的曲线，可以了解胎动时、宫缩时胎心的反应，以推测宫内胎儿有无缺氧。

胎心监护**的方法**

数胎动

胎动次数大于12次，为正常；如果12小时胎动次数少于10次，属于胎动减少，就应该仔细查找原因，必要时要到医院进行胎心监测。数胎动的方法既简单又方便，医生都会推荐孕妈妈使用这种方法。

B超检查

B超检查一般是针对有特殊状况的孕妈妈，只能在医院进行。

✔ 小贴士

孕妈妈在做胎心监护时应选取一个最舒服的姿势，比如半卧位或是坐位。胎心监护主要是两条线，一条是胎心率，正常情况下波动在120~160；另一条表示宫内压力，只在宫缩时会增高，随后会保持在20毫米汞柱左右。

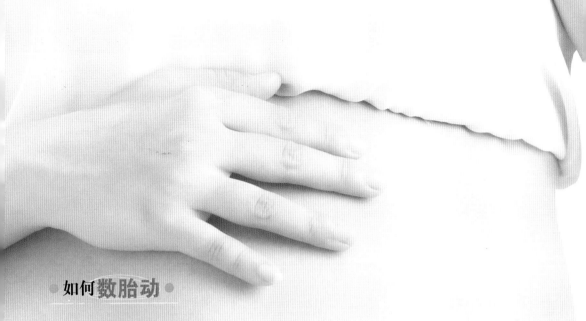

● 如何 数胎动 ●

在怀孕的16~20周，大多数孕妈妈会感觉到胎动。既像一种轻柔的敲击，又像是肚子里咕噜咕噜地冒气泡。当孕期满24周时，就该数胎动了。

听胎心数胎动的具体方法

6个月时，以与肚脐平齐为基准，左、右、下方各15~20厘米转移。

7~8个月时，听胎心的位置先腹部的各左、右、下方，然后各左、右、上方，再各左、右、中。100~120次/分，轻度过缓；160~180次/分，轻度过速。

8~9个月时，胎动很重要。上午8~12点，慢而均匀。下午2~3点最少。晚上最多、最活跃。数胎动时应取卧位或坐位，注意力集中，可记录在纸上，以免遗漏。若连续胎动或在同一时刻感到多处胎动，算作一次，等胎动完全停止后，再接着数。

每天数胎动的次数

一般来说，在正餐后卧床或坐位计数，每日3次，每次1小时。每天将早、中、晚各1小时的胎动次数相加乘以4，就得出12小时的胎动次数。如果12小时胎动次数大于30次，说明胎儿状况良好，如果为20~30次应注意次日计数，如果小于20次要告诉医生，做进一步的检查。当胎儿已接近成熟时，即32周后，计数胎动尤为重要。如果1小时胎动次数为4次或超过4次，表示胎儿安适；如果1小时胎动次数少于3次，应再数1小时，如果仍少于3次，则应立即去医院了解胎儿情况。

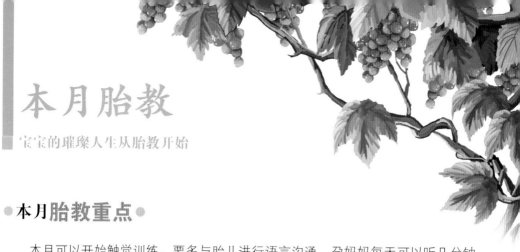

本月胎教

宝宝的璀璨人生从胎教开始

◉本月胎教重点◉

　　本月可以开始触觉训练，要多与胎儿进行语言沟通。孕妈妈每天可以听几分钟欢快的乐曲，每天早、晚与胎儿打招呼"宝宝，早上好！""宝宝，晚安！"，给胎宝宝讲一个简短的小故事等。

◉故事胎教：狐狸和葡萄◉

　　在一个炎热的夏日，一只狐狸走过一片果园，它停在了一大串熟透而多汁的葡萄前。狐狸想："我正口渴呢。"于是它后退了几步，向前一冲，跳起来，却无法够到葡萄。狐狸又试了一次、两次、三次，但是都没有得到葡萄。最后，它决定放弃了，它昂起头，边走边说："我敢肯定葡萄是酸的。"正要摘葡萄的孔雀说："既然是酸的那就不吃了。"孔雀又告诉了准备摘葡萄的长颈鹿，长颈鹿没有摘，长颈鹿告诉了树上的猴子，猴子说："我才不信呢，这是我种的葡萄，肯定是甜的。"猴子说着便摘了一串吃了起来。

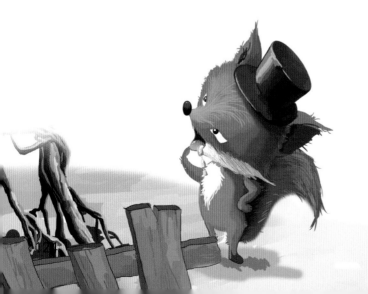

艺术胎教：《椅中圣母》

关于《椅中圣母》的传说是这样的，从前有一个德高望重的隐士在森林里遇到狼群，他急中生智，爬上橡树才幸免于难。后被一酒家女儿救下并受到款待。在酒店过了一宿后，翌晨离开了林子。走时他预言，救他的橡树与这位姑娘将得到永恒的善报。

若干年后，橡树被砍下做了酒店的酒樽，姑娘也结婚生了两个儿子。一天，拉斐尔路过这里，见到这两个天使般的孩子与年轻漂亮的妈妈，绘画的兴致油然而生。可眼前没有绘画工具。急切中的他抓起地上的陶土片，在酒店门边一个橡树酒桶底上画下这母子三人形象。

《椅中圣母》一画也非画家的即兴之作。我们从圣母的头巾、绣织着民间图案的带穗披肩以及红色上衣、蓝色斗篷等装束来看，证明画家是深刻观察了意大利民间妇女形象后的室内创作成果。拉斐尔非常仔细地把三个人物处理在一个狭小的圆形框内。为了展示圣母的亲子之情，布局极其精心。圣婴坐在母亲的右膝，但左膝就很难处理，如按实际的样子，约翰就会挤出画外。画家用左膝上的衣褶来减弱它的视觉效果，让约翰占有一席之地。双手合掌的约翰把一根具有象征意义的拐杖夹在左手肘里，这样，它既是普通的拐杖，又预示耶稣将以牧师的身份走向人间。这根拐杖的柄端是一个简陋的十字架，它暗示约翰将在荒野中多次呼叫耶稣，也暗喻耶稣受难于十字架的未来。在基督教的图像学中，红色一般象征天主的圣爱，蓝色象征天主的真理。

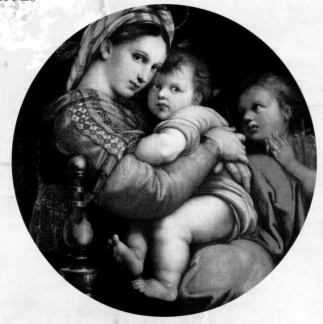

●艺术胎教：《松林的早晨》●

　　在松林的早晨，金色的阳光透过朝雾射向林间，清新潮湿的空气浸润着密林，巍然挺拔的松树枝叶繁茂，生机勃勃，表现了大自然无限的生机。在这大自然的怀抱中，你仿佛可以尽情地呼吸这甘美新鲜的空气，你几乎能兴奋地叫出声来，聆听自己那激荡于林间的回声。

　　在这安谧寂静的环境中，几只活泼可爱的小熊在母熊的带领下，来到林中嬉戏玩耍，它们攀缘在一根折断的树干上，相互引逗，似乎在练习独立生活的本领。这一生动细节的描绘，使整个画面产生了动静结合的艺术效果，同时，也增强了观者身临其境的真实感。

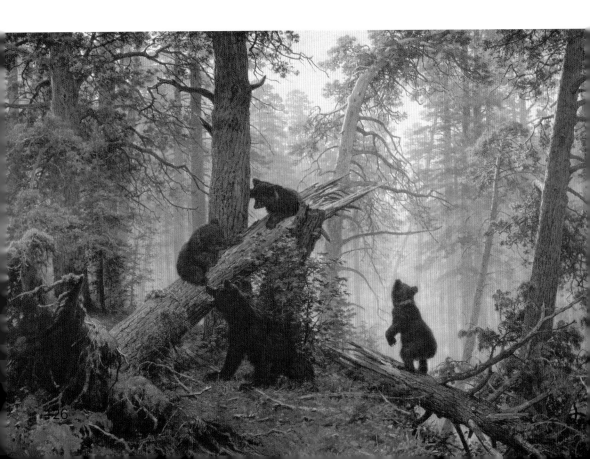

●运动胎教：立回旋式运动 ●

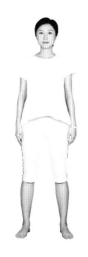

01 与肩同宽站立

直立，双足分开与肩同宽，胸部略挺，自然呼吸。

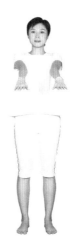

02 双臂抬起与地平行

手心向下，双臂伸直从身体前方慢慢抬起至与地面平行；呼气2～4秒钟，髋部不动。

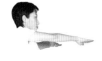

03 扭转上身

从腰部扭转，头、双臂同时向后，转身至最大限度，腿不要弯；吸气2～4秒钟，慢慢还原，保持手臂平伸，不要放下。

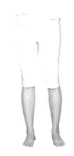

04 还原放下手臂

同上动作，向另一方向转身；身体转正还原后，呼气放下手臂；慢慢放下手臂。

趣味胎教：老鼠

材料：彩纸、卡纸、画笔、毛线、胶水

步骤1：准备一些蓝色的纸团。

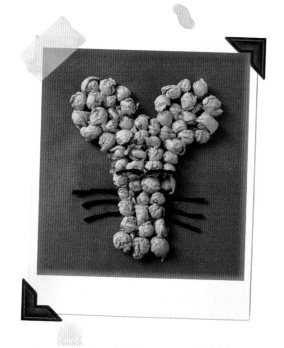

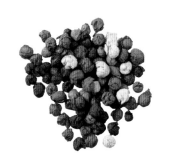

步骤2：在纸上画出老鼠的轮廓。

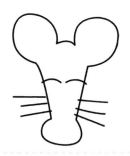

步骤3：用蓝色皱纹纸搓成小团，将老鼠的头部粘满。

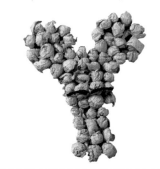

步骤4：用毛线制作出老鼠的眼睛和胡须，这样老鼠就完成了。

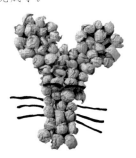

趣味胎教：豌豆

材料：彩泥

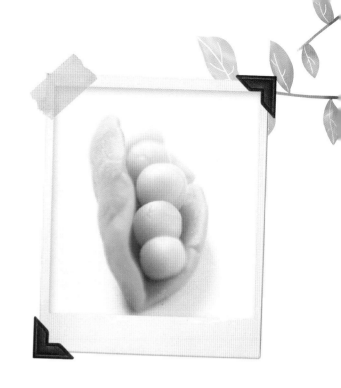

步骤1:取黄色、绿色彩泥各一块。

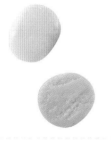

步骤2:将绿色的彩泥按压成椭圆形的饼状作为豌豆荚。

步骤4:将各部分粘贴在一起，这样就完成了豌豆的制作。

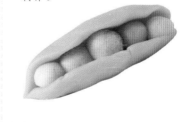

步骤3:将黄色的彩泥捏成几个球形作为豌豆粒。

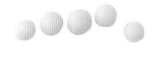

●趣味胎教：长颈鹿●

材料：彩纸，画笔，卡纸，胶水

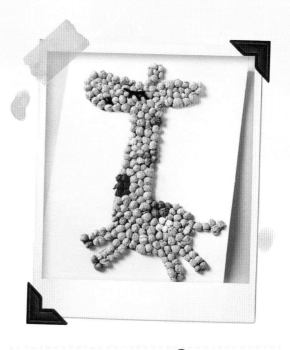

步骤1：准备一些彩色的纸团。

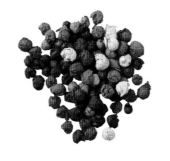

步骤2：在纸上画出长颈鹿的轮廓。

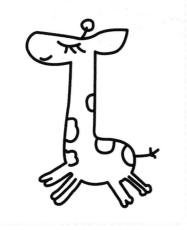

步骤3：用黄色皱纹纸搓成小团，将长颈鹿的主体部分粘满。

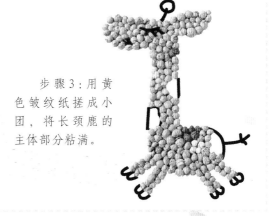

步骤4：用绿色、蓝色、红色、紫色的皱纹纸将长颈鹿身体的花纹粘满，这样长颈鹿就完成了。

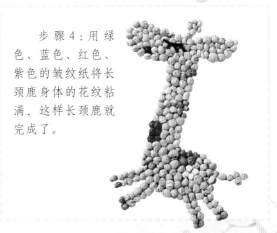

怀孕第6个月（21～24周）
真正的"大肚婆"

导读 到了这个月，胎宝宝已经有人的模样了。令人欣喜的是，他能够听到妈妈甜美的声音了，胎宝宝的肌肉和神经也在发育着。孕妈妈开始变成真正的"大肚婆"。

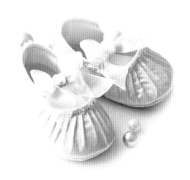

胎儿发育 周周看

宝宝在妈妈的子宫里游来游去

● 第21周 我能够听到妈妈的声音了 ●

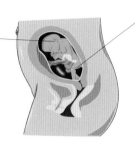

耳朵
胎儿内耳骨已经完全硬化，他的听觉更加敏锐。他能分辨出来自宫外和孕妈妈身体内部的不同声音。

四肢
胎宝宝的肢体动作增多，手指清晰可见。孕妈妈可以明显地感觉到胎宝宝踢腿的次数、力量都有不同程度的增加。

　　这周我的内耳骨已经完全硬化，所以我的听觉会非常敏锐。此时我能听到妈妈体内所有的声音，像胃里汩汩的流水声、怦怦的心跳声、全身血液的急流声。不仅如此，我还能分辨出妈妈体外和体内的声音。我的反应更灵敏了，在妈妈或者爸爸轻轻摸着肚子说话时，常常会以踢踹作为回应。

● 第22周 代表高等智慧生物智商的大脑快速成长 ●

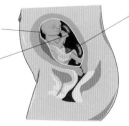

皮肤
胎儿现在有了汗腺，血管仍然可见，但皮肤不像以前那样透明了。

生殖器官
如果是个男孩，睾丸开始从骨盆向下降入阴囊内。原始精子在睾丸里已经形成。

指甲
他的指甲完全形成并继续生长。

　　从这周开始，我的大脑向更高级的层次发展，大脑皮质负责思维和智慧的部分已经发育起来，大脑面积逐渐增大，脑的沟回明显地增多，我表现出非常明显的高等智慧生物的智商。对于外界的不良刺激，我能够快速地作出反应。

● 第23周 我能模糊地看东西了 ●

大脑
胎宝宝的脑细胞形成，脑部和神经终端发育良好，能感受到触觉，越来越聪明。

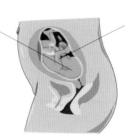

皮肤
此时胎宝宝仍然很瘦，他的皮肤呈现出红色并起皱，覆盖的胎毛变成浓密的毛发。

　　我的感觉器官每天都在发育，堪称"日新月异"，脑部和神经终端发育良好，我能感受到触觉了。此外，我除了能够吮吸自己的手指外，也经常用小手抚摸自己的脸蛋。我的皮肤呈现红色并起皱，胎毛变成了浓密的毛发。我的脑细胞形成，也就是说我越来越聪明了。

● 第24周 代表味觉的味蕾开始发挥作用了 ●

羊水
到了本月，孕妈妈的羊水越来越多，胎宝宝能够在羊水中自由地穿梭，并且可以从羊水中吸取水和糖分。

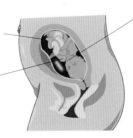

口腔
胎儿舌头上的味蕾已经形成并开始工作，正在品味着羊水的味道。胎儿会不时地吮吸自己的拇指或摸脸蛋。

皮肤
随着胎脂的增多，胎儿的皮肤处于滑润的状态。

　　目前为止，我在妈妈子宫里的旅程已经走完一半。我的体重大约298克，从头到脚的长度约为25.4厘米。我在妈妈日渐增多的羊水中快乐地穿梭着，并且不停地吞咽羊水以练习呼吸。我会通过运动告诉妈妈我在"小房子"里生活得很好，如果感觉不舒服，我会通过剧烈的胎动、少动或者不动给妈妈发出信号。

孕妈妈变化 周周看

孕妈妈开始变成真正的"大肚婆"

● 第21周 运动后呼吸会变得急促 ●

随着孕妈妈的子宫日益增大，孕妈妈肺部会受到挤压，所以孕妈妈时常会觉得呼吸急促，尤其在运动后。有些孕妈妈可能觉得自己的行动迟缓、笨重了，这是正常的现象。

● 第22周 体重增长加速 ●

孕22周的孕妈妈，体重迅速增长，这时孕妈妈最好减少或避免过重的劳动，做些力所能及的事情，保持心情愉快。在孕激素的作用下，孕妈妈的手指、脚趾和全身关节韧带都会变得松弛，因而会觉得不舒服。此时，孕妈妈应该多活动关节，缓解不适感。

● 第23周 便秘又来了 ●

到了这一周，孕妈妈的子宫不断增大，压迫肠道，导致孕妈妈的肠道蠕动减慢，周围血管受到压迫，从而引起便秘。如果孕妈妈体内缺少水分，会从肠道中吸取，这会使便秘加重。所以，孕妈妈每天至少要喝2 000毫升水，同时，在饮食及生活细节方面多注意。

● 第24周 乳房分泌液体 ●

整个孕期，孕妈妈的乳房会发生一系列变化，怀孕前几周会感觉乳房发胀，有触痛感。怀孕2两个月后，乳房明显增大。到了第6个月，乳房更大，乳腺功能发达，挤压乳房时，会流出一些黏性很强的黄色稀薄液体，孕妈妈要注意每天勤换胸罩，保持清洁。

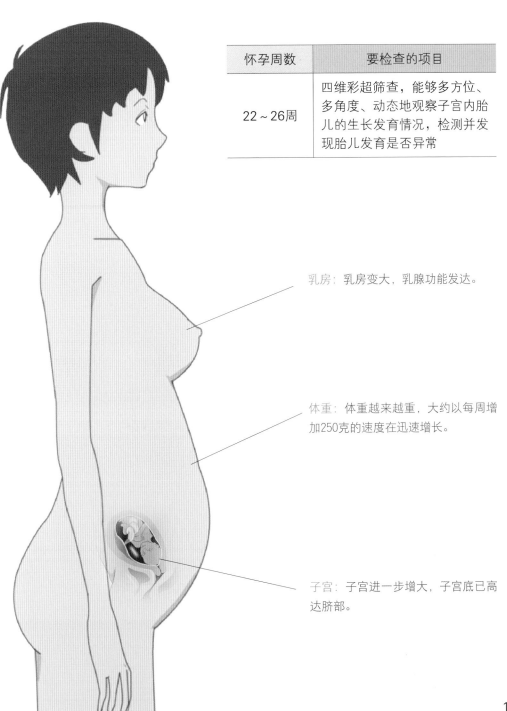

怀孕周数	要检查的项目
22～26周	四维彩超筛查，能够多方位、多角度、动态地观察子宫内胎儿的生长发育情况，检测并发现胎儿发育是否异常

乳房：乳房变大，乳腺功能发达。

体重：体重越来越重，大约以每周增加250克的速度在迅速增长。

子宫：子宫进一步增大，子宫底已高达脐部。

这个月 你最关心的问题

不同阶段，孕妈妈都有特别需要注意的事情

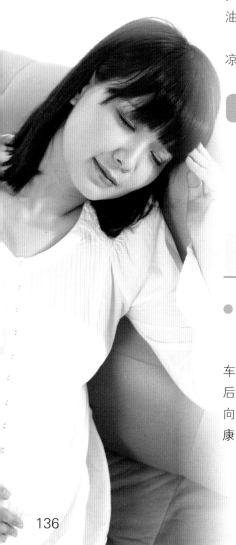

●孕期头痛、眩晕怎么办●

在头上敷热毛巾可以有效地缓解头痛。到户外晒太阳，呼吸一下新鲜空气。按摩一下太阳穴或抹点清凉油，都有助于缓解孕妈妈的头痛。

注意身心充分放松，去除不安的因素，避免身体受凉，也利于减轻头痛。

原因	注意事项
头痛加剧	部分孕妈妈会在怀孕早期出现轻度头痛，这是一种常见的早孕反应。注意在怀孕中期出现头痛加重，伴呕吐、胸闷、水肿、血压升高，可能是患上了妊娠高血压综合征，要及时去医院接受治疗
疲劳	疲劳是孕妈妈头痛的一个重要诱因，因此孕期每天最好睡个午觉，每晚保证8小时睡眠

●孕中期大腹便便还能开车吗●

肚子大了最好不要开车，一般来说，怀孕早期开车对孕妇和胎儿的影响并不大。在开车时可以把座位调后，同时注意开窗通风。6个月以后最好不要开车，方向盘很容易顶到隆起的腹部，上下车也不方便，母婴健康直接受到威胁。

● 胎动让你不舒服时怎么办 ●

怀孕后期，胎儿在子宫里活动常常让孕妈妈感到不适。深深地吸一口气，慢慢地将手臂举高；深深地吐气，慢慢地将手臂放下；重复做几次。

此运动可以消除紧张和疲劳，增强体力。如果夜间由于胎儿的活动剧烈，使你晚上睡不着觉，不妨换个姿势，或请准爸爸帮你按摩。

● 你的血糖稳定吗 ●

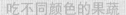

吃不同颜色的果蔬

水果和蔬菜可确保肠道系统正常运转，有助于防止痔疮。专家建议孕妈妈每天吃5份水果和蔬菜。吃不同颜色的水果和蔬菜，可以确保孕妈妈能获得最佳营养物质。

摄取营养又不变胖的饮食

孕期的饮食最关键的要点是"重质不重量"。要有意识地注意营养的均衡摄取，最好避开蛋糕等含糖和脂肪过多的食物，水果和果汁等可以适量选用。

孕期血糖升高怎么吃

1	增加膳食纤维摄入。膳食纤维可延缓糖的吸收，建议每日膳食纤维摄入量以30克左右为宜
2	适量补充微量营养素。适当补充维生素C、维生素E、维生素B_1、维生素B_2等
3	减少盐的摄入量。建议每天盐的摄入量控制在6克以内
4	合理分配饮食、安排餐次。每天早、中、晚餐摄入的能量按25%、40%和35%的比例分配。可酌情采用少食多餐、分散进食的方法，以减轻单次餐后胰腺的负担

●胎儿过小**怎么办**●

胎儿偏小有可能是胎盘功能不好，营养都被母体吸收了，营养不能通过胎盘传输到胎儿体内。这种情况建议到医院检查。也有可能是孕妈妈孕期营养不合理造成。孕中期以后，可在上午、下午两餐之间加一次点心，同时要经常选用富含优质蛋白质的动物性食品，如蛋、奶、鱼肉等。经常选用动物内脏，以保证充足的维生素的供应。多吃新鲜蔬菜和水果，尤其是富含钙、铁、锌的食物。

●小腿抽筋是因为**缺钙吗**●

腿部抽筋是因胎儿骨骼发育需要大量的钙、磷，而孕妈妈的钙补充不足或血中钙、磷浓度不平衡时，肌肉的兴奋性增强，容易发生肌肉痉挛。孕妈妈腿部肌肉的负担要大于其他部位，更容易发生肌肉痉挛。如果日常饮食中钙及维生素D摄入不足，会加重孕妈妈身体中钙含量的缺乏。

腿部抽筋的预防

为了避免腿部抽筋，孕妈妈应多吃含钙元素的食物，如牛奶、瘦肉、鱼肉等。谷类、果蔬、奶类、肉类食物要合理搭配着吃。比如动物肝脏，几乎包含了所有的维生素，而且含铁丰富，搭配富含维生素C和维生素E的蔬菜一起食用，极为理想。维生素A含量高的食物如胡萝卜，与含动物油脂的荤食一起煮熟后维生素A吸收更好。

腿部抽筋怎么办

孕妈妈发生小腿抽筋时，要按摩小腿肌肉，或慢慢将腿伸直，可缓解痉挛。为了防止夜晚小腿抽筋，可在睡前用热水洗脚……使小腿肌肉绷紧，再加上局部按摩小腿肌肉，即可以缓解疼痛。

腿部抽筋的注意事项
1　不要使腿部的肌肉过度疲劳
2　不要穿高跟鞋
3　睡前可对腿和脚进行按摩
4　平时要多摄入一些含钙及维生素D丰富的食物
5　适当进行户外活动，接受日光照射
6　必要时可加服钙剂和维生素D

孕期也可以享受"性福"

孕中期可以适度地过性生活

　　到了孕中期，胎盘已经完全形成，怀孕进入稳定期，夫妻性生活不会受到太大的限制。但是，随着子宫的增大，孕妈妈腹部会隆起，因此，应该尽量采用腹部不受压迫的体位。即使是处在稳定期，夫妻间的性生活也不能过于频繁，而且要尽量避免剧烈的动作。

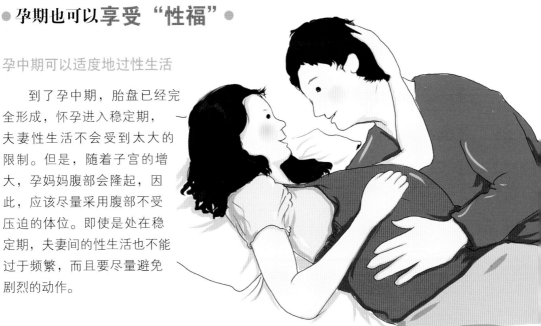

正确的体位	
前侧位	腿交错着互相抱着。不进行腹部的压迫，结合较浅，可保证孕妈妈腹部安全
侧卧位	侧卧着，从后面抱住的体位。孕妈妈的身体伸展着，不用担心出现压迫腹部的情况发生
前坐位	相对坐着的体位。可以依据情况调节深浅程度，是一种对于孕妈妈来说更舒适的体位方式

错误的体位	
后背位	后背位结合较深，也容易对腹部产生压迫，要避免这种体位
骑乘位	孕妈妈在上面的体位，结合较深，会对子宫口产生刺激，要避免这种体位
屈曲位	腿放在准爸爸肩上的体位，对腹部产生压迫，要避免这种体位

性生活安全须知

选择腹部不受压迫的体位

如果孕妈妈感到腹部肿胀或疼痛，应立即停止，休息片刻。孕妈妈仰卧时有时会因血压下降而感觉不舒适，此时也要立即停止，并适当地将身体左右倾斜调整，不适感就会慢慢消失。

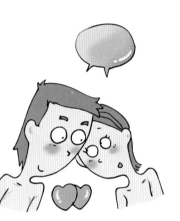

不要过于激烈

准爸爸的动作要轻柔，不要过于激烈，生殖器不宜插入过深。

做好个人卫生

在过性生活的前后，准爸爸和孕妈妈要先清洗下身，最好使用安全套来保护，避免受到细菌感染。

✓ 有早产经历的女性要注意

精液中含有使子宫收缩的前列腺素，因此曾经有过剖宫产、早产经历的女性或腹部容易肿胀的女性，在过性生活时最好让丈夫戴上安全套。

● 糖耐量试验 ●

糖耐量试验，又叫葡萄糖耐量试验，是诊断糖尿病的一种实验室检查方法。通过糖耐量筛查可以得知孕妈妈是否患有妊娠糖尿病。

糖耐量试验（抽血）的方法
1　抽血前每天碳水化合物摄入量不少于150克
2　抽血前一晚需要空腹10～14小时
3　抽血前一晚需要早点休息，情绪稳定
4　上午8:30前进行空腹抽血，然后立即饮用含75克葡萄糖的水250～300毫升
5　分别在饮糖水后1小时、2小时各抽血一次，测定血糖值

这个月 吃什么怎么吃

每个月胎儿和孕妈妈都需要不同的营养素

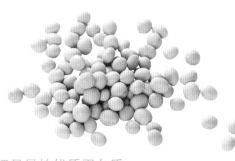

● 孕6月需要重点补充的营养 ●

增加维生素的摄入量

为了防止巨幼红细胞性贫血和胎儿神经管畸形，维生素B_{12}和叶酸的摄入量需增加，为了胎儿骨骼的发育，维生素A和维生素C需求量都需加大。为此，孕中期孕妈妈应在主食中加粗粮、杂粮，经常选用动物内脏，多食用新鲜蔬菜和水果。

保证足量的优质蛋白质

孕中期是母体和胎儿发育的快速时期，是胎儿脑细胞分化发育的第一个高峰。孕妈妈每日应再多增加15克蛋白质，最好是优质蛋白质，优质蛋白质来源于动物性食品和大豆类食品。

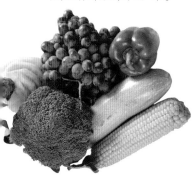

多吃无机盐和微量元素丰富的食物

孕妈妈应多选用富含钙、铁、锌的食物。孕中期应每日喝牛奶，经常食用动物肝脏、水产品。植物性食品首选豆制品和绿叶蔬菜。

继续补充铁

在这个月，孕妈妈的循环血量增加，容易出现生理性贫血。因此，补充含铁丰富的食物对孕妈妈来说很重要。含铁丰富的食物有动物肝脏、蛋类、瘦肉、黑木耳、黑芝麻等。

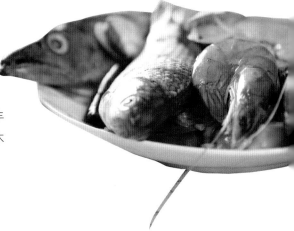

怀孕6个月吃什么怎么吃

奶、豆制品

牛奶、酸奶富含钙和蛋白质，有助于胃肠道健康。有些孕妈妈有素食的习惯，为了获得足够的蛋白质，可以从豆制品中获得孕期所需的营养。

干果

花生之类的坚果，含有益于心脏健康的不饱和脂肪酸。由于坚果的热量和脂肪含量比较高，因此每天应控制摄入量在30克左右。杏脯、干樱桃、酸角等果脯，方便、味美又可以随身携带，可随时满足孕妈妈想吃酸吃甜的欲望。

水果

水果种类很多，香蕉能很快地提供能量，帮助孕妈妈克服疲劳。如果孕吐很严重，吃香蕉可以缓解。

☑ 保证睡眠

避免饮用含咖啡因的饮料，临睡前不要喝过多的水；养成有规律的睡眠习惯，睡前不要做剧烈运动；最好选择左侧卧位睡觉，可供给胎儿较多的血液。

瘦肉

因为瘦肉中富含铁，并且易于被人体吸收。怀孕时孕妈妈为了保证供给胎儿足够的营养血量会增加，因此孕妈妈对铁的需要量也会增加。如果体内储存的铁不足，需要通过饮食特别是瘦肉补充足够的铁。

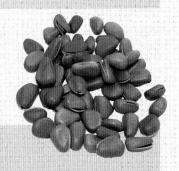

● 坚持给胎儿补脑 ●

在食物的分类中，坚果被归为脂肪类食物，高热量、高脂肪是坚果类食物的特性。坚果多含不饱和脂肪酸。对于胎儿来讲，身体发育需要的营养成分是蛋白质，大脑的发育需要的营养成分却是脂类（不饱和脂肪酸）。

✓ 蛋白质的主要来源

蛋白质分为植物蛋白和动物蛋白，禽畜肉类、水产品、豆类、菌类、蛋类中蛋白质含量较高。

给胎儿补脑的7种坚果	
花生	与黄豆一起炖汤，也可以和莲子一起放在粥里或是米饭里。最好不要用油炒着吃
核桃	可以生吃，也可以加入适量盐水，煮熟吃，还可以和薏仁、栗子等一起煮粥吃
瓜子	大多是炒熟或煮熟了吃。不过在煮的过程中可以依据自己的口味加入香料或调味剂，可以有五香的、奶油的、椒盐的等
杏仁	一般来说，我们目前能够买到的大部分是袋装的杏仁，如果你不喜欢吃或者可以尝试一下带杏仁的巧克力
榛子	如果不想单吃榛子，可以压碎拌在冰激凌里或是放在麦片里一起吃
夏威夷果	夏威夷果可以鲜食，但更多的是加工成咸味或辅助作为甜味点心，也可以作为糖果、巧克力和冰激凌等的配料
松子	生吃或者做成美味的松仁玉米

● 孕妈妈每天应吃几个鸡蛋 ●

鸡蛋吃得过多会增加孕妈妈胃、肠的负担，不利于消化吸收。鸡蛋虽然营养丰富，但毕竟不包括所有的营养素，不能满足孕妈妈在整个孕期对多种营养素的需求。因此，孕妈妈每天吃两个鸡蛋比较合适。

●孕6月营养关键词●

进入这个月，孕妈妈和胎儿的营养需要更加全面均衡。为预防贫血，孕妈妈要重点注意对铁元素的摄入。由于孕妈妈会比之前更容易饥饿，少食多餐是这一时期饮食的理想之举。

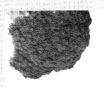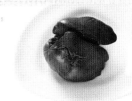

增加维生素

孕中期由于热量的增加，物质代谢增强，相应地需要增加B族维生素和烟酸的摄入量。为了防止巨幼红细胞性贫血和胎儿神经管畸形，维生素B_{12}和叶酸的摄入量需增加。为了胎儿骨骼的发育，维生素A和维生素C需要量需加大。孕中期孕妈妈应在主食中加粗粮、杂粮，经常选用动物内脏，多食用新鲜蔬菜和水果。

多吃含钙的食物

为了避免腿部抽筋，应多吃含钙质丰富的食物，如牛奶、鱼骨等。五谷杂粮、果蔬、奶类、肉类食物都要吃，并合理搭配。

继续补充铁

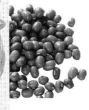

在这个月，孕妈妈的循环血量增加，容易出现生理性贫血。因此，继续补充含铁丰富的食物对孕妈妈来说很重要。含铁丰富的食物有动物肝脏、蛋类、瘦肉、黑木耳、黑芝麻等。

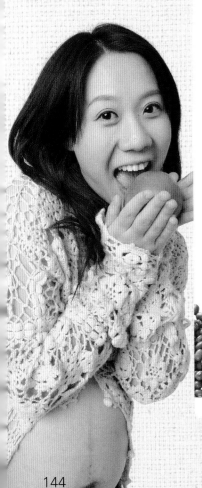

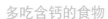

● 孕妈妈一日的餐单建议 ●

食物属性	食物种类
早餐	牛奶200毫升，全麦面包100克，鸡蛋1个
加餐	香蕉1根，坚果适量
中餐	米饭100克，西芹炒百合100克，胡萝卜土豆炖牛肉100克，紫菜蛋花汤1碗
加餐	橙子1个，坚果适量
晚餐	京酱肉丝50克，蘑菇烧豆腐100克，炒青菜100克，米饭适量

● 一周饮食搭配示例 ●

	早餐	午餐	晚餐
周一	牛奶、红糖包、水果	米饭、黄豆烧猪蹄、扒三白	大米粥、猪肉包子、鸭蛋
周二	豆腐脑、馒头片、海带丝	米饭、手把羊肉、炒黄豆芽雪菜	鸡汤面、生菜沙拉
周三	牛奶、面包、水果	二米饭、虾子豆腐羹、韭菜豆芽	二米粥、蒸饼、皮蛋豆腐
周四	馄饨、水果、牛奶	米饭、炒豆腐皮、清蒸鲫鱼	紫米粥、牛奶丸子西蓝花、水果沙拉
周五	牛奶、烤肠、圣女果	米饭、馒头、鱼香两样、乌鸡汤	八宝粥、炒肉白菜粉
周六	酸奶、面包、水果	米饭、酱保鸡丁、香菇油菜	米粥、醋烹土豆
周日	牛奶、面包、香肠	米饭、洋葱猪肝、清蒸茄子	小米粥、火腿炒鸡蛋、水果

本月话题：关于胎教

现代医学证实，胎宝宝确有接受教育的潜在能力，主要是通过中枢神经系统与感觉器官来实现的。怀孕26周左右时，胎儿的条件反射基本上已经形成。这一时期前后，科学地、适度地给予早期人为干预，可以使胎儿的各感觉器官在良性信号的刺激下，发育得更加完善，同时还能对胎儿的心理健康和智商、情商发展起到积极的作用，为出生后的早期教育奠定良好的基础。因此，孕中期正是开始胎教的最佳时期。国内外广泛采用的胎教方式主要有以下几种：

● 抚摩胎教 ●

抚摩胎教是指有意识、有规律、有计划的抚摩膨起的腹部，以刺激腹中胎儿的器官。医学研究表明，胎儿体内大部分细胞已具有接受信息的能力，可以通过触觉神经来感受体外的刺激，并且反应越来越灵敏。通过对胎儿的抚摩，既沟通了母亲与胎儿之间的信息，同时也交流了彼此的感情。经过父母抚摩胎教的胎儿，出生后肌肉活力较强，出生后翻身、抓握、坐等动作可更早具备。

● 语言胎教 ●

语言讲解要视觉化

在进行语言胎教时，不要只对胎儿念画册上的文字解释，要把每一页的画面生动地讲给胎儿听，将画的内容视觉化。胎儿虽然看不到外界事物的形象，但胎儿能感受到。

将形象与声音结合

先在头脑中把所讲的内容形象化，然后用动听的声音将头脑中的画面讲给胎儿听。这样，就是"画的语言"。孕妈妈和胎儿一起进入孕妈妈讲述的世界，孕妈妈所要表达的内容，也就通过形象和声音"输入"到了胎儿的头脑里。

音乐胎教

怀孕4个月后，胎儿有了初级的听力，6个月后，胎儿的听力几乎和成人接近，这时就可以选择胎教音乐。音乐是给胎儿的另一种语言，让胎儿在孕妈妈体内就接受音乐的熏陶，可以促进胎儿的大脑发育，对其性格培养也有重要作用。实践证明，受过音乐胎教的胎儿，出生后喜欢音乐，反应灵敏，性格开朗，智商较高。

无论在什么时间孕妈妈都可以开着音乐，多次欣赏音乐名曲，使自己处于优雅的音乐环境中。

孕妈妈还可以每天哼唱几首曲子，最好选择抒情歌曲，也可唱些摇篮曲，哼唱的时候要保持心情舒畅，富有感情，如同宝宝就在面前，可以充分把心底的愉悦传递给胎儿。经常聆听父母的歌声，会使胎儿精神安定，为出生后形成豁达开朗的性格打下良好的心理基础。

艺术胎教

艺术胎教适合孕晚期。到了孕8个月，胎儿初步的意识萌动已经建立，所以，对胎儿心智发展的训练可以用较抽象、较立体的艺术胎教法。艺术胎教要求孕妈妈通过看、画、听、闻，感受生活中的美，将自己美的感受通过神经传导输送给胎儿。艺术胎教能使胎儿拥有美的意识，出生后一般比其他婴儿聪慧、活泼、可爱。

孕妈妈可以看一些使人精神振奋、情绪良好的书，这对自身及胎儿健康都大有裨益。世界名著、伟人自传、优美的诗歌、儿歌，令人神往的童话等，著名的山水和名胜古迹的游记等都可以作为孕妈妈阅读的书籍。

绘画也是令孕妈妈获得美的感受的方式之一。绘画不仅能提高人的审美能力，产生美的感受，还能释放内心情感，调节心绪。绘画的时候，不要在意自己是否画得好，可以持笔临摹美术作品，也可随心所欲地涂鸦。

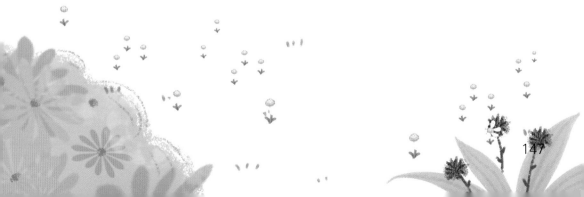

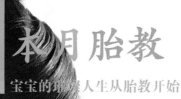

本月胎教

宝宝的璀璨人生从胎教开始

抚摩胎教

　　孕妈妈仰卧在床上，全身放松，将双手放在腹部从上至下、从左至右地抚摩。反复10次后，用示指或中指轻轻抚压胎儿，然后放松。也可以在腹部松弛的情况下，用手指轻轻按一下再抬起，来帮助胎儿做"体操"。有时胎儿会有轻微胎动。这个抚摩体操适宜在早晨和晚上做，每次时间不要太长，5～10分钟即可。需要注意的是，抚摩胎教须定时进行。抚摩时动作要轻柔、舒缓。如果胎儿反应太过强烈，应立即停止抚摩。

抚摸胎教的注意事项
1　抚摩胎教的时间不宜过长，应每天做2～3次，每次5～10分钟
2　抚摩及触压胎儿的身体时，动作要轻柔，不可用力
3　如果遇到胎儿"拳打脚踢"，应马上停止
4　有习惯性流产、早产史、产前出血及早期子宫收缩者，不宜进行

一起来做"踢肚游戏"

　　"踢肚游戏"是美国育儿专家提出的一种胎教法，专家说做这种游戏可以增进母子感情，锻炼胎儿的胆量，也可以促进他的发育。这是一个非常经典又简单的胎教方法，准爸妈都可以做。方法是：当宝宝踢孕妈妈的肚子时，孕妈妈轻轻拍打被踢的部位。通常胎儿会在一两分钟后再踢孕妈妈的肚子，这时候轻拍几下，胎儿就会停止。如果改变了拍的位置，胎儿会向改变的地方再踢，此时要注意改拍的位置离原胎动的位置不要太远。这种游戏可每天进行两次，每次5分钟左右，不要持续过长时间。

●语言胎教：古诗词名句赏析●

《无题》

（唐）李商隐

昨夜星辰昨夜风，画楼西畔桂堂东。
身无彩凤双飞翼，心有灵犀一点通。
隔座送钩春酒暖，分曹射覆蜡灯红。
嗟余听鼓应官去，走马兰台类转蓬。

《离思》

（唐）元稹

曾经沧海难为水，除却巫山不是云。
取次花丛懒回顾，半缘修道半缘君。

《相思》

（唐）王维

红豆生南国，春来发几枝。
愿君多采撷，此物最相思。

《无题·相见时难别亦难》

（唐）李商隐

相见时难别亦难，东风无力百花残。
春蚕到死丝方尽，蜡炬成灰泪始干。
晓镜但愁云鬓改，夜吟应觉月光寒。
蓬山此去无多路，青鸟殷勤为探看。

《一剪梅》

（北宋）李清照

红藕香残玉簟秋，轻解罗裳，独上兰舟。
云中谁寄锦书来？雁字回时，月满西楼。
花自飘零水自流，一种相思，两处闲愁。
此情无计可消除，才下眉头，却上心头。

《虞美人》

（五代）李煜

春花秋月何时了，往事知多少？
小楼昨夜又东风，故国不堪回首月明中。
雕栏玉砌应犹在，只是朱颜改。
问君能有几多愁？恰似一江春水向东流。

《江城子·乙卯正月二十日夜记梦》

（北宋）苏轼

十年生死两茫茫，不思量，自难忘。
千里孤坟，无处话凄凉。
纵使相逢应不识，尘满面，鬓如霜。
夜来幽梦忽还乡，小轩窗，正梳妆。
相顾无言，唯有泪千行。
料得年年肠断处，明月夜，短松冈。

●运动胎教：**腿部运动** ●

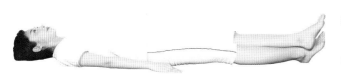

01 ◀ 双腿交叉向内夹紧

两腿交叉向内侧夹紧、收紧肛门，抬高臀部。

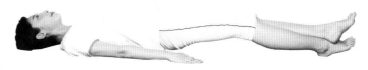

02 ▶ 抬高臀部

把一条腿搭在另一条腿上，然后放下来，重复10次，每抬臀1次高度增加一些。

03 ◀ 换另外一条腿

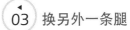

双腿交换位置，重复10次。

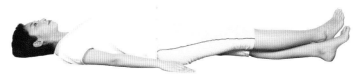

04 ▲ 收紧肛门，抬高臀部

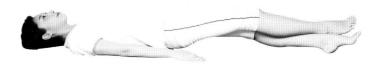

两腿交叉向内侧夹紧、收紧肛门，抬高臀部，然后放松。重复10次后，把下面的腿搭到上面的腿上，再重复10次。

●趣味胎教：燕鱼 ●

材料：彩纸、卡纸、画笔、胶水

步骤1:准备一些紫色和黄色的纸团。

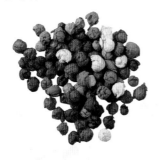

步骤2:在纸上画出燕鱼的轮廓。

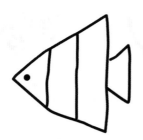

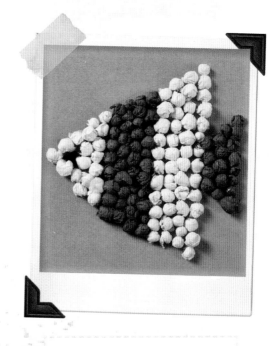

步骤3:用黄色皱纹纸搓成小团，将燕鱼的主体部分粘满。

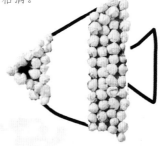

步骤4:用紫色皱纹纸搓成小团将燕鱼剩下的身体粘满，这样燕鱼就完成了。

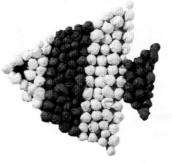

●趣味胎教：**手套** ●

材料：彩纸、卡纸、画笔、胶水

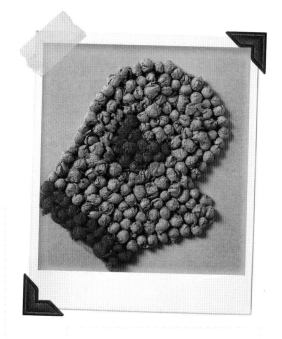

步骤1:准备一些绿色和红色的纸团。

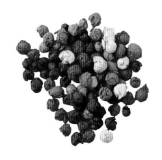

步骤3:用绿色皱纹纸搓成小团，将手套的主体部分粘满。

步骤2:在卡纸上画出手套的轮廓。

步骤4:用红色皱纹纸将手套的中心位置和底部粘满，这样手套就完成了。

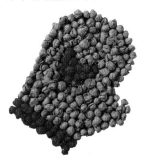

●趣味胎教：苹果 ●

材料：彩泥

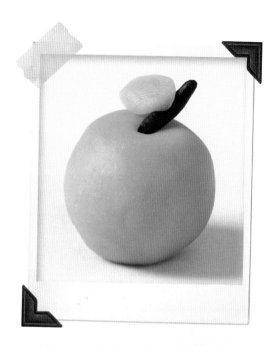

步骤1:取一块绿色彩泥。

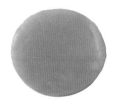

步骤3:取一块绿色和黑色彩泥分别捏叶状和长条状。

步骤2:将彩泥搓成圆形。

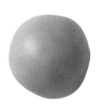

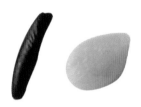

步骤4:最后将它们粘在一起，这样就完成苹果的制作了。

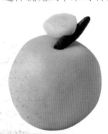

趣味胎教：草莓

材料：彩泥、牙签

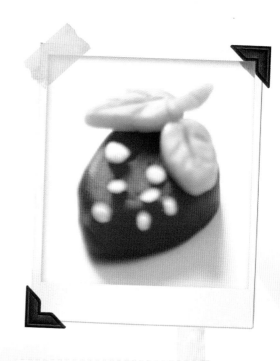

步骤1:取一块红色的彩泥。

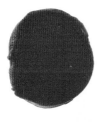

步骤2:将彩泥捏成草莓的形状。

步骤3:取一块绿色的彩泥。

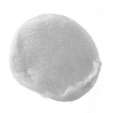

步骤4:将彩泥捏成叶片的形状，用牙签划出叶脉。

步骤5:用白色的彩泥搓出一些小圆球，将各部分粘在一起，这样就完成草莓的制作了。

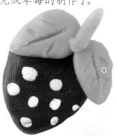

怀孕第7个月（25～28周）
要控制体重了

导读　从这个月开始，在妈妈的关爱下，胎宝宝正在全力地生长，他开始有自己的表情了，会时不时地皱眉头、眨眼睛、嘬嘴唇、打哈欠、吸吮，还会搞怪扮"鬼脸"。宝宝的作息很有规律，细心的孕妈妈能够感觉到他是醒着还是睡着。宝宝可以在孕妈妈腹中做踢腿、翻跟头、游泳、挥胳膊、伸懒腰等运动。

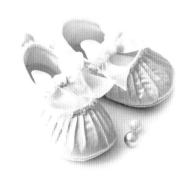

胎儿发育 周周看

宝宝在"小房子"里感受外面的世界

● 第25周 我是小小"窃听者" ●

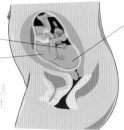

眼睛
眼球能够转动。

皮肤
随着体重的增加，胎宝宝的皮肤开始变得舒展，越来越接近新生儿的皮肤。

头发
我头发的颜色和质地已经能够看得见了，但是它们可能会在我出生后发生变化。

现在我从头到脚长约34厘米，重约680克。随着体重的增加，褶皱的皮肤开始变得舒展，越来越接近新生儿。我在妈妈那还算很宽敞的"小房子"里翻来滚去的，时不时地转转身体。本周末，我的传音系统发育完成，神经系统也在不断发育，对声音、光线以及爸爸妈妈的轻拍和抚摸都能作出不同的反应。我已经有了疼痛感、刺痒感。

● 第26周 我可以睁开双眼了 ●

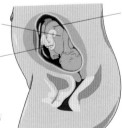

脊柱
胎儿的脊柱强壮了，但仍不能支撑正在生长的身体。

心脏
如果把耳朵放在孕妈妈的腹部，就能听到胎儿的心跳。当听到声音时，他的脉搏会加快。

体重
从现在开始，胎儿的体重会增长迅速，为出生后聚集能量和热量。

现在我的体重不足900克，从头到脚长约35.6厘米。从现在开始直到出生，我会迅速积聚脂肪，体重会增长3倍以上，这是为了帮助我离开"小房子"后适应外界的低温，并为我提供出生后的几天的能量和热量。这周我耳中的神经传导组织正在发育，这意味着我对声音的反应将会更加灵敏。

● 第27周 呼吸，呼吸，再呼吸 ●

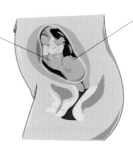

皮肤
胎宝宝越来越胖，但是皮下脂肪仍然很薄，皮肤有些褶皱，皮肤红红的了。

眼睛
此时，胎儿的眼皮开始睁开，虹膜开始形成。胎儿似乎可以察觉出光的变化，研究显示，如果将手电筒的光照在孕妈妈的腹部，胎儿可移向或离开光源的方向。

　　这周我的体重大约为900克，如果腿伸直身长大约36.6厘米，差不多可以填满妈妈的"小房子"了。除了略显消瘦之外，我与足月儿已经没有太大的区别了。我的皮肤红红的，皮下脂肪仍然很薄，皮肤还是皱褶不平。随着大脑组织的发育，我的大脑已经具有和成人一样的脑沟和脑回，但神经系统的发育还远远不够。我已经正式开始练习呼吸动作，在羊水中小口地呼吸着，这是在为出生后第一次呼吸空气做准备。

● 第28周 吸吮拇指，做着香甜的美梦 ●

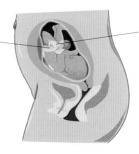

体重
胎儿正在以最快的速度生长发育。胎儿现在的主要任务是增加体重。

生殖器官
此时男孩儿的睾丸开始下降进入阴囊。女孩儿的阴唇仍很小，还不能覆盖阴蒂，在怀孕最后几周两侧的阴唇将逐渐靠拢。

　　到本周末，我的体重已经达到1 000克了，从头到脚长约37.6厘米。我的脂肪层在继续积累，为出生以后的生活做准备。现在我可以自由地睁眼、闭眼，并且形成了有规律的睡眠周期，我已经会做梦了。我醒着的时候，会踢踢腿、伸伸腰、吸吮自己的拇指。从现在开始，我会经常打嗝，通常每次持续几分钟。

孕妈妈变化 周周看

孕妈妈要控制体重不要增长过快

● 第25周 腹部、臀部出现妊娠纹 ●

在此阶段，孕妈妈的眼睛对光线特别敏感，而且时常感到干涩。有些孕妈妈的腹部、臀部和胸部开始出现条状妊娠纹。

● 第26周 坏情绪来捣乱 ●

此阶段睡眠不佳、心绪不宁和身体不适，会使孕妈妈的情绪变得越来越烦躁。这时，应该试着向丈夫或亲友诉说自己内心的感受，让自己放松下来。

● 第27周 便秘更加严重了 ●

随着胎儿的生长，膨大的子宫压迫肠胃，孕妈妈会出现胃部不适的症状。下腹部会出现像针刺一样的疼痛感。同时，孕妈妈的肠道蠕动减慢，直肠周围血管受到压迫，易引发便秘。

● 第28周 各种不适齐上阵，更加难受了 ●

孕妈妈不仅腹部增大，手臂、腿、脚踝等部位也容易肿胀、发麻，常感到疲惫不堪。一些孕妈妈会出现痔疮、静脉曲张等症状。不要过于担心，这些症状在生产后就会消失。

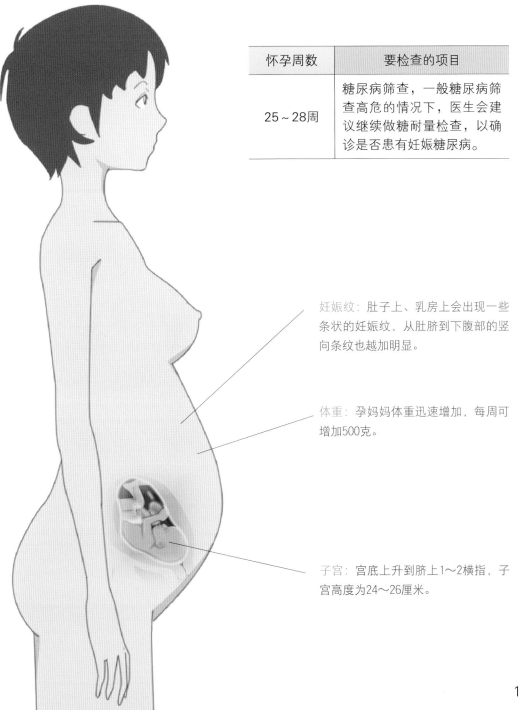

怀孕周数	要检查的项目
25～28周	糖尿病筛查，一般糖尿病筛查高危的情况下，医生会建议继续做糖耐量检查，以确诊是否患有妊娠糖尿病。

妊娠纹：肚子上、乳房上会出现一些条状的妊娠纹，从肚脐到下腹部的竖向条纹也越加明显。

体重：孕妈妈体重迅速增加，每周可增加500克。

子宫：宫底上升到脐上1～2横指，子宫高度为24～26厘米。

● 胎动不正常怎么办 ●

每天数胎动，是进入孕中晚期后孕妈妈的必修课。胎动次数多少、快慢、强弱等，常预示着胎宝宝在子宫内的成长状况。

缺氧

如果白天12小时的胎动数少于20次，或者晚上1小时的胎动数少于3次，或者胎动明显变弱，这说明胎儿可能有异常，应加以警惕。如果白天12小时胎动数少于10次，或者晚上1小时内完全无胎动，表明胎儿在子宫内很有可能缺氧，应及时去医院检查。在缺氧的最初阶段，胎儿会变得烦躁不安，这时胎动会突然变得异常频繁，这时应该及时去医院检查。

孕妈妈受到剧烈的外伤

一般来说，胎儿在孕妈妈的子宫里，有羊水的保护，受到轻微的撞击，不会影响到胎儿。但是一旦孕妈妈受到严重的外力撞击时，就会引起胎儿剧烈的胎动，甚至造成流产、早产等情况。所以孕妈妈要注意，避免被撞到，同时，要减少大运动量的活动。

孕妈妈发热

如果是一般感冒而引起的发热，对胎儿的影响不大。但是如果是感染性的疾病或是流感，对胎儿的影响就较大。如果孕妈妈的体温超过38℃，胎盘、子宫的血流量减少，胎动减弱。怀孕期间，孕妈妈要注意预防感冒，每天保持室内的空气流通，多喝水、多吃新鲜的蔬菜和水果。

脐带绕颈或打结

正常的脐带长度为50厘米，如果脐带过长就容易缠绕胎儿的颈部或身体。被卡住的胎儿血液无法流通，会因缺氧而胎动出现急促，一旦出现胎动异常活跃的情况，要立即到医院就诊。

胎位不正怎么办

什么是胎位不正

　　胎儿在子宫内的正常姿势是垂直的，有时也会横在子宫里，或是介于上述二者之间。如果以姿势分娩，孕妈妈需要接受剖宫产手术。这一时间段的胎位对足月分娩无关紧要，可以不加干预。随着胎儿的胎头增大，多数胎儿能自行转成正常头位。妊娠28周以后，特别是32周后，羊水逐渐减少，胎儿的活动空间受到限制，这时的胎位一般不易发生变化。如此时进行产前检查发现胎位不正，应在医生指导下加以矫正，但矫正不必勉强。

☑ 小贴士

　　胎位不正的孕妈妈不宜久坐久卧，要增加诸如散步、揉腹、转腰等轻柔的活动。胎位不正是很常见的情况，孕妈妈不必为此焦虑愁闷，情绪不好不利转变胎位。忌食寒凉性及胀气性食品，如西瓜、山芋、豆类、螺蛳、蛏子等。保持大便畅通，最好每日大便一次。

胎位不正的矫正

胸膝卧式

　　排空尿液，放松腰带，跪在铺着垫子的硬板床上，双前臂伸直，胸部尽量与床贴紧，臀部上翘，大腿与小腿呈直角。如此每日2次，开始时每次3～5分钟，以后增至每次10～15分钟。

侧卧位转位法

　　孕妈妈睡觉时，身体卧于胎儿身体肢侧，利用重力的关系使胎头进入骨盆。

外倒转术

　　运用以上方法矫正胎位无效，一般可在妊娠30周后到医院，由医生通过手推等动作来倒转胎儿。需要注意的是，此法需要专业技术，孕妈妈不可在家自行操作。

● 患了妊娠糖尿病怎么办 ●

饮食必须做到平衡地摄入蛋白质、脂肪和碳水化合物以及适量的维生素、矿物质和能量。为了让血糖水平稳定，孕妈妈必须注意不能漏餐，早餐一定要吃。研究表明适当的运动会帮助身体代谢葡萄糖，使血糖保持在稳定水平。

注意事项	方法
正确选择甜食	尽量避免食用含糖饮料及甜食，可有效避免餐后血糖快速增加。选择纤维含量较高的未精制主食，更有利于血糖的控制
多摄取纤维质	多摄取高纤维食物、蔬菜、水果，可延缓血糖的升高，帮助血糖的控制，也比较有饱足感
减少油脂摄入	烹调用油以植物油为主，少吃油炸、油煎食物以及动物肥肉等
注重蛋白质摄取	怀孕中期、后期每天需增加蛋白质的量分别为6克、12克，多吃蛋、牛奶、深红色肉类、鱼类、豆制品等
少量多餐	一餐吃大量食物会造成血糖快速上升，且母体空腹太久易产生酮体，导致血糖失衡。要少食多餐，将每天应摄取的食物分成5～6餐，晚餐与次日早餐相距过长，睡前可补充点心

● 脐带绕颈并不可怕 ●

胎儿在空间并不是很大的子宫内翻滚打转，有的胎儿动作比较轻柔，有的胎儿动作幅度较大。胎儿在孕妈妈的子宫内活动、游戏时有可能会发生脐带绕颈。

脐带绕颈往往都是由于脐带本身比较长，胎儿比较活跃，经常有大的翻身活动。有的可以自行解除，但是如果脐带绕颈圈数较多，胎儿自己运动出来的概率就比较小。脐带缠绕较紧，影响脐带血流通过，从而影响到胎儿氧气和二氧化碳的代谢，使胎儿出现胎心率减慢，严重者可能出现胎儿缺氧，甚至胎死腹中。

如何避免脐带绕颈

方法	表现
适当饮食	多吃营养丰富的食物，避免烟酒及刺激性强的食物，忌生食海鲜、没有熟透及易过敏的食物
适当运动	运动时要选择动作柔和的项目，如散步、游泳、孕妇体操等，不宜选择剧烈的运动，避免过于喧闹的运动环境
适当休息	生活要有规律，不要熬夜，避免过于劳累
适当胎教	在进行胎教时要选择曲调优美的乐曲，节奏不宜过强，声音不要过大，时间不能过长

怎样才知道胎儿是否会脐带绕颈

实际上25％的胎儿在母体内都会出现脐带缠绕颈部的情况。脐带很长，子宫空间又有限，所以随着胎儿不断成长出现此种情况十分正常。

有时，通过超音波可以得知是否存在此危险，但通常情况下胎儿自己会改变姿势。通常来讲，我们不鼓励孕妇了解自己的胎儿是否被脐带缠住了颈部。因为脐带绕颈很少会对胎儿产生影响。

给孕妈妈的建议	
1	学会数胎动，胎动过多或过少时，应及时去医院检查
2	羊水过多或过少、胎位不正时要做好产前检查
3	通过胎心监测和超声检查等间接方法，判断脐带的情况
4	不要因惧怕脐带意外而要求剖宫产
5	要注意减少震动，保持睡眠左侧位

孕期失眠怎么办

整个妊娠期间，孕妈妈都有失眠的可能。胎儿踢肚子、尿频、日益膨隆的腹部等因素，都会令孕妈妈感到不舒服。有些孕妈妈会感觉入睡很困难，有些孕妈妈还会做噩梦。可以试用以下一些方法。

保持左侧卧位

左侧卧位是最佳的睡眠姿势，可改善子宫血液的循环，改善胎儿脑组织的血液供给，有利于胎儿的生长发育。

避免仰睡

仰卧时，增大的子宫压迫脊柱前的下腔静脉，阻碍下半身的血液回流到心脏。孕妈妈会出现头晕、心慌、恶心等症状，且面色苍白、四肢无力、出冷汗等。供应子宫、胎盘的血流量也相应减少，对胎儿发育不利。

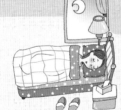

预防早产

关于早产

早产是指在孕28周～37周之间分娩。此时娩出的新生儿称之为早产儿，早产儿各器官发育并未成熟。出生体重小于2.5kg的早产儿死亡率在国内为12.7%～20.8%，死亡原因主要是围生期窒息、颅内出血、畸形等。近年来，由于早产儿治疗学及监护手段的进步，早产儿的生存率提高，伤残率下降。预防早产是降低围生儿死亡率和提高新生儿素质的主要措施之一。

早产的典型症状是阴道出血，而出血量因个人体质而异。怀孕5个月后的早产往往伴随着下腹疼痛，这也是早产发生的主要征兆。

预防方法

　　定期产检：早产跟孕妇的健康有着直接的关系。如果孕妇患有糖尿病、高血压、妊高征等疾病，则胎盘不能正常发挥保护胎儿、提供营养的功能，可能会增加早产的危险性。孕妇要经常进行定期检查，及早发现身体的异常，这样才能采取适当的对策，因此孕期定期检查是非常重要的。

　　注意生活习惯：尽量不要压迫腹部，也不要提重物。要有充足的睡眠，减少心理压力，防止对腹部的冲击，避免摔倒。经常清洁外阴部，以免阴道感染。

　　避免剧烈运动：怀孕中参加剧烈运动容易引起子宫收缩并导致早产。如果身体状况不佳，即使获得医生同意可以运动的孕妇也应该多休息。散步或孕妇体操之类的简单运动，既可以改善心情又能增加体力，还是可以经常做的。

　　怀孕中，需要进行运动时，要注意控制运动量，防止身体过度疲劳。如果出现腹部疼痛或僵硬的情况就应该立即停止运动，保持稳定状态。患有妊高征等早产危险疾病的或有早产经历的孕妇最好不要运动。

　　预防妊高征：为预防妊高征，尽量少吃特别咸的食物。考虑到孕妇和胎儿的健康，要均衡地吸收充足的营养。

● 散步及做适当的运动 ●

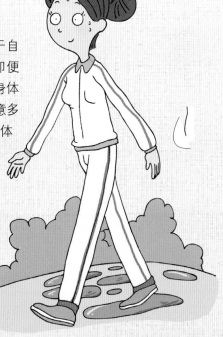

　　孕妈妈腹中的胎儿过大非常不利于自然分娩，多数情况下要采用剖宫产。即便是可以选择自然分娩，也会给孕妈妈的身体造成沉重的负担。因此孕妈妈一定要注意多散步，并且通过孕妇体操等增强自身的体质。这不仅可以给分娩提供帮助，还可以有效预防巨大儿和低体重儿的形成。

这个月 吃什么怎么吃

每个月胎儿和孕妈妈都需要不同的营养素

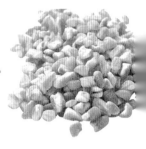

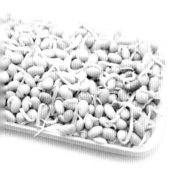

● 孕7月需要重点补充的营养 ●

补充卵磷脂

卵磷脂能保证脑组织的健康发育，是非常重要的益智营养素。若孕期缺乏卵磷脂，会影响胎儿大脑的正常发育，孕妈妈也会出现心理紧张、头昏、头痛等不适症状。含卵磷脂多的食物有大豆、坚果、谷类、动物肝脏等。

给足钙和磷

胎儿牙齿的钙化速度在孕晚期增快，到出生时全部乳牙都在牙床内形成了。如果此阶段饮食中钙磷供给不足，就会影响宝宝牙齿的生长。所以孕妈妈要多吃含钙、磷的食物。富含钙的食物有牛奶、蛋黄、海带、虾皮、银耳、大豆等。富含磷的食物有动物瘦肉、肝脏、奶类、蛋黄、虾皮、大豆、花生等。

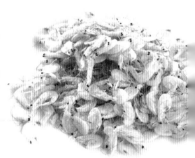

补充钙与维生素E

胎儿的皮肤和生殖器的发育处在重要阶段，孕妈妈体内钙的水平较低，有可能会出现抽筋的现象。因此，孕妈妈应在保证全面营养的同时，注意补充钙和维生素E，可多吃大豆、骨汤、牛奶、玉米、胡萝卜等。

孕晚期铁元素至关重要

胎宝宝出生前3个月储铁量最多，足够出生后3~4个月造血的需要。如果此时储铁不足，在婴儿期容易发生贫血。孕妈妈若在此时因缺铁而贫血，会头晕、无力、心悸、疲倦等，分娩时会出现子宫收缩无力、滞产及感染等状况，并对出血的耐受力差。所以，在孕晚期一定要注重铁元素的摄入量，每天应达到35毫克。铁主要存在于动物肝脏、瘦肉和海鲜类中。

●孕7月吃什么怎么吃 ●

孕中晚期，如果孕妈妈营养摄入不合理，会使胎儿长得太大，易造成难产。所以，这时的孕妈妈饮食要以量少、丰富、多样为主。

从第7个月开始，胎儿的身体长得特别快，胎儿的体重通常是在这个时期增加的。

大脑、骨骼、血管、肌肉都在此时完全形成，各个脏器发育成熟，皮肤逐渐坚韧，皮下脂肪多。

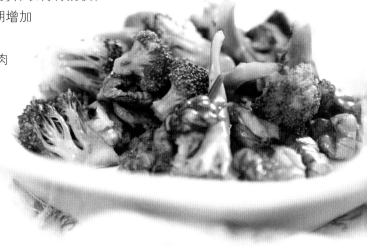

饮食的调味宜清淡些

脂肪性食物里含胆固醇量较高，过多的胆固醇在血液里沉积，会使血液的黏稠度急剧升高，血压升高，严重的还会出现高血压脑病，如脑出血等。饮食的调味宜清淡，少吃过咸的食物，每天饮食中的盐量应控制在7克以下，不宜大量饮水。

应选体积小、营养价值高的食物

多吃动物性食品，少吃土豆、红薯，以减轻胃部的胀满感。注意应摄入足量的钙，孕妈妈在吃含钙丰富的食物的同时，应注意维生素的摄入。

饮食要以量少、丰富、多样为主

一般采取少吃多餐的方式进餐，要适当控制进食量，少吃高蛋白、高脂肪食物。

● 孕7月 不能这么吃 ●

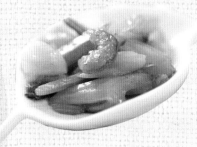

暴饮暴食

每个孕妈妈都希望自己拥有健康聪明的宝宝，所以总是很注意加强营养。但是并不是吃得越多越好。摄入过多食物，只会增加体重，营养过剩，其结果是孕妈妈出现血压偏高，胎儿过大。肥胖的孕妈妈患上妊娠高血压综合征、妊娠合并糖尿病等疾病的可能性更大；胎儿的体重越重，难产率越高。因此，孕妈妈应该科学地安排饮食，切不可暴饮暴食。

☑ 做水肿检查

怀孕达到20～27周的孕妈妈如果出现指压下肢时有明显凹陷，休息后水肿不消退时，建议测量血压，因为在妊娠中后期不少孕妈妈会患妊娠期高血压综合征（简称妊高征），其诊断标准是妊娠20周后血压超过130/90千帕，或血压较以前升高超过30/15千帕。

长期高蛋白质饮食

蛋白质供应不足，会导致孕妈妈身体衰弱，胎儿生长迟缓。过量的高蛋白饮食容易引起食欲减退、腹胀、头晕、疲倦等不适症状。因此，孕妈妈应做到营养均衡。

不停地嚼木糖醇

在饭后，咀嚼木糖醇能起到清洁口腔的作用。但长时间反复咀嚼，会使消化液过多分泌，对胃黏膜造成伤害。因此，孕妈妈不宜长时间咀嚼木糖醇，每次不超过15分钟为宜。

畸形或死因不明的食物

不仅要讲究营养，还要注重安全性。否则，极易引起食物中毒，甚至导致流产、死胎等。

鱼类出现畸形，常常与其生活的水域受到污染有关。有的鸡、鸭，虽然外表畸形不明显，但宰杀后却能看到其腹腔或胸腔内长着许多白色或淡黄色的小瘤，这样的鸡、鸭也不能食用。

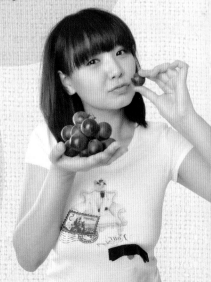

● 孕妈妈一日的餐单建议 ●

食物属性	食物种类
早餐	紫菜包饭100克，鸡蛋1个，蘑菇汤适量
加餐	酸奶150毫升，苹果1个
中餐	米饭100克，清炒芦笋100克，小米蒸排骨100克，鱼头豆腐汤1碗
加餐	黄瓜汁1杯，坚果适量
晚餐	咖喱鸡肉100克，番茄炒蛋100克，米饭适量

● 一周饮食搭配示例 ●

	早餐	午餐	晚餐
周一	牛奶、山药粥、蜂糕	米饭、虾皮豆腐、木耳烧菜心	鸡汤挂面汤、水果
周二	豆浆、红薯、香肠	二米饭、扒油麦菜、芙蓉鸡丝	肉蓉米粥、花卷、素烧油菜
周三	牛奶、面包、水果羹	米饭、炒肚丝、海米冬瓜汤	烙饼、宫保鸡丁、南瓜豆腐汤
周四	牛奶、煎鸡蛋、水果	米饭、鱼香肉丝、菠菜汤	米饭、香菇油菜、鸡汤蘑菇
周五	牛奶、香肠、水果	米饭、番茄炒肉、鱼香肉丝	大米粥、油焖茭白、炸萝卜丸子
周六	牛奶、蛋糕、水果	米饭、扒油菜、酸菜鱼	炒面、炒油麦菜
周日	牛奶、藕片、水果沙拉	米饭、海米白菜、炖鸡肉	二米粥、肉炒蒜苗、素炒冬瓜

本月话题：警惕妊高征

妊高征是孕产妇和围生儿发病和死亡的主要原因之一

● 哪些孕妈妈容易患上妊高征 ●

人群	表现
肥胖或患糖尿病的孕妈妈	妊娠前就很胖和妊娠后体重急剧增加的孕妈妈，患妊娠高血压的概率是正常女性的3.5倍以上。身体肥胖会加重心脏和肾脏的负担，易导致血压升高。尤其是患有糖尿病的孕妈妈，其患上妊娠高血压疾病的概率是健康孕妈妈的4倍以上
高龄孕妈妈	35岁以后第一次受孕的孕妈妈，随着血管的老化，很容易患上高血压或心脏病
怀双胞胎的孕妈妈	怀有双胞胎的孕妈妈，各种身体不适会接踵而至。腹部变大，加重对血管的压迫，孕妈妈患上妊娠高血压的危险性就会增加

你容易患上妊高征吗

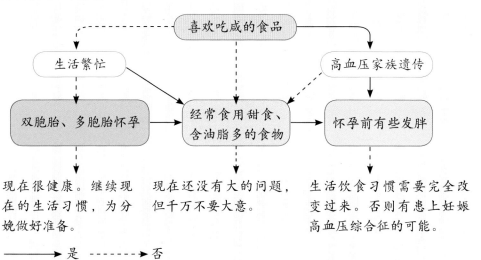

喜欢吃咸的食品

生活繁忙　　　　　　　　　　高血压家族遗传

双胞胎、多胞胎怀孕　　经常食用甜食、含油脂多的食物　　怀孕前有些发胖

现在很健康。继续现在的生活习惯，为分娩做好准备。

现在还没有大的问题，但千万不要大意。

生活饮食习惯需要完全改变过来。否则有患上妊娠高血压综合征的可能。

——→ 是　　-------→ 否

170

●妊高征的**生活防治**●

定期检查

定期做产前检查是及早发现妊高征的最好方法。每一次产检的项目都有测体重、测量血压并验尿，医生还会检查腿部水肿现象。这些是判别妊高征的重要指标，如有异常，要及早诊治。

自我检测

孕妈妈要经常为自己量血压、称体重，尤其是在妊娠36周以后，每周都应观察血压和体重的变化。

避免过度劳累

避免过度劳累，保障休息时间，每天的睡眠时间应保证8小时左右，降低妊高征的发生概率。

保证营养

大量摄取优质蛋白质、钙和植物性脂肪，蛋白质不足时会弱化血管，加重病情，同时注意摄取有利于蛋白质吸收的维生素和矿物质。

左侧卧位休息法

治疗妊高征最有效的方法是坚持卧床休息，取左侧卧位，使子宫血液更加流通，增加肾脏血流量，使水分更容易排出。

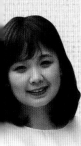

减少盐分

盐分摄入过多会导致血压升高，影响心脏功能，引发蛋白尿和水肿。因此要严格限制食盐的摄取，每天不要超过7克。

保持平和的心态

心理压力大也容易患上妊高征。保持平和的心态也是预防妊高征的重要方法。

本月胎教

●本月胎教重点●

此阶段，胎儿的各个器官、系统逐渐发育成熟，对外界的各种刺激反应也更为积极。这一时期的胎教内容可以增加定时的光照刺激，当用光源经孕妇腹壁照射胎儿头部时，他会将头转向光照的方向，并出现胎心率的改变。另外，还可以帮助胎儿运动，给胎儿讲故事，跟胎儿做游戏，让他认识色彩及动物形象。

●美育胎教：《天上的爱与人间的爱》●

《天上的爱与人间的爱》是意大利画家提香的作品，描绘的是美狄亚与维纳斯的相会，有一说法是裸体的维纳斯劝她身旁的美狄亚去协助伊阿宋盗取金羊毛。此画风格粗犷豪放，笔力雄健，但人物本身所具有的娴雅微妙的精神状态与纯洁高尚的品质，又使作品具有牧歌式的情调，宁静优美。

此画是提香描绘女性美的早期作品，这一阶段是他陶醉于乔尔乔奈的风格时期，在很大程度上是强调人的壮美与和谐。提香笔下的裸体美，具有生活与感情的因素，加之其独特的构图和雄浑辉煌的色彩，让此画有不朽的艺术魅力。

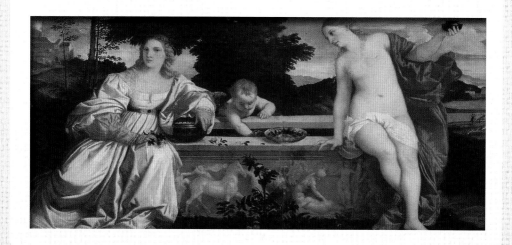

●艺术胎教：《日出·印象》●

为了要画阳光在水面闪烁和树叶颤动，印象派画家们采用新画法，甚至将颜色不加调和地直接绘在画布上，看画的人必须站得远远的，才把色彩混合成形象。画家所描绘的是勒阿弗尔港口一个多雾早晨的港口。海水在旭日的照射下呈现出橙黄色和淡紫色，天空微红，水的波浪由厚薄、长短不一的笔触组成，三只小船在雾气中模糊不清，船上的

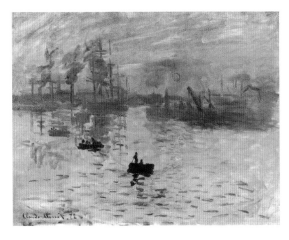

人或物依稀可辨，船在摇曳中缓慢前进，远处是工厂的烟筒、大船上的吊车。经过晨雾折射过的港口构成了一个整体上灰绿色的世界，这个世界既是真实的，又是幻觉的，它每时每刻都随着太阳变化着，画家运用神奇的画笔将这瞬间的印象永驻在画布上，使它成为永恒。

●艺术胎教：《小淘气》●

《小淘气》画面表现的是妈妈将孩子从栏杆上抱下来的一瞬间。孩子粉红的脸庞（在周围墨绿的浓荫中，这抹粉红让整个画面显得极其生动）正对着画面，像天使一般美丽；母亲把脸庞侧面留给观赏者，留下巨大的想象空间。母亲与孩子对视的那一瞬间，正是心灵的无声交流。尤其值得揣摩的是画面的背景。正是这浓密的绿荫，让母子与外面世界隔离开来，形成一个相对封闭的空间。这个空间，在这一时刻，只属于充溢着温情的母女俩……

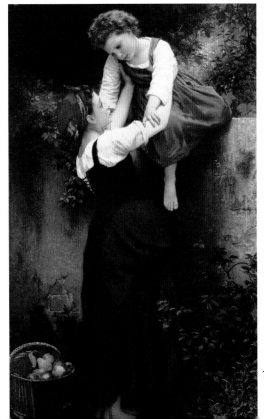

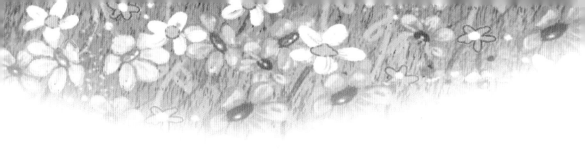

● 音乐胎教：《牧童短笛》●

《牧童短笛》原名《牧童之笛》，是贺绿汀先生创作于1934年的一首钢琴曲。该曲是音乐界第一首具有鲜明、成熟的中国风格的钢琴曲，刻画了完全不同于西方风格的中国田园音画，曲将西方的复调写法和中国的民族风格相结合，将欧洲音乐理论与中国音乐传统相结合，呈现出独具一格的中国风格特征，为中国钢琴音乐作品翻开了新的一页，是我国近代钢琴音乐创作上一个具有创造性的范例。

《牧童短笛》旋律、和声、调性和节奏的色彩性因素，以清新流畅的线条和呼应对答式的二声部复调旋律，向人们展示了牧童放牧、吹笛、玩耍、回家的情景。作品显示段采用了传统的民间舞蹈风格，节奏、旋律较为欢快，把一个骑在牛背上、悠闲地吹着笛子、天真无邪的牧童形象跃然纸上，使人眼前不禁浮现出画家李可染的《牧童短笛图》，仿佛走进一个山清水秀的大自然，领略大自然的神奇与美妙。作品中段以热烈明快的节奏与显示段形成了强烈对比，使人们依稀看到两个牧童在阡陌上追逐戏耍，领略到一股浓浓的充满清新淡雅的乡土气息。

● 音乐胎教：《茉莉花》●

《茉莉花》是中国著名民歌，在国内以及国际具有极高的知名度，在中国及世界广为传诵，是中国文化的代表元素之一，因其特殊的地位和代表，被誉为"中国的第二国歌"。

好一朵美丽的茉莉花，　　　好一朵茉莉花，
好一朵美丽的茉莉花，　　　好一朵茉莉花，
芬芳美丽满枝桠，　　　　　满园花香香也香不过它，
又香又白人人夸，　　　　　我有心采一朵戴，
让我来将你摘下，　　　　　又怕旁人笑话。
送给别人家，　　　　　　　我有心采一朵戴，
茉莉花呀茉莉花。　　　　　又怕来年不发芽。

●语言胎教：让胎儿聆听准爸爸妈妈的声音●

孕晚期的胎宝宝，已经产生了自己的意识和心理。这一阶段的语言胎教建议父母双方共同参与，父母可以给胎儿起一个中性的乳名，经常呼唤，使胎儿牢牢记住。如此，婴儿出生后哭闹时再呼其乳名时，婴儿便会感到来到子宫外的崭新环境并不陌生，而有一种安全感，很快地安静下来。准父母经常和胎宝宝说话、聊天或唱歌谣给他听。这样，不仅能增加夫妻间的感情，还能把父母的爱传递给胎儿，对胎儿的情感发育具有莫大益处。

跟宝宝对话的内容不需要太复杂，以便使胎儿大脑皮质产生深刻的记忆。男性的低音是比较容易传入子宫内的，而且，研究发现胎儿比较喜欢这种低沉的声调，因此，准爸爸要经常给胎儿唱歌、讲故事，同他说话。通过这种声音训练的胎儿出生后会很快适应新的生活环境。

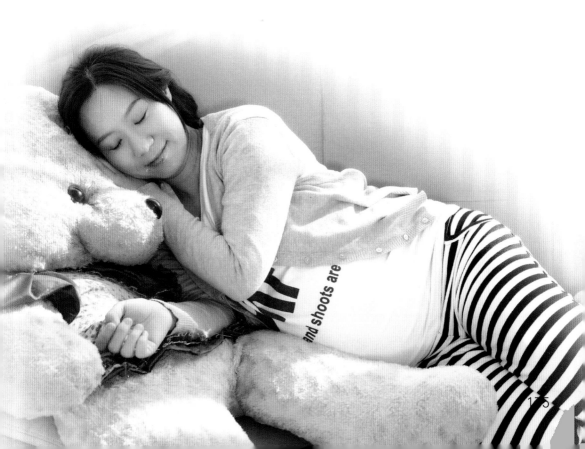

●运动胎教：站立运动 ●

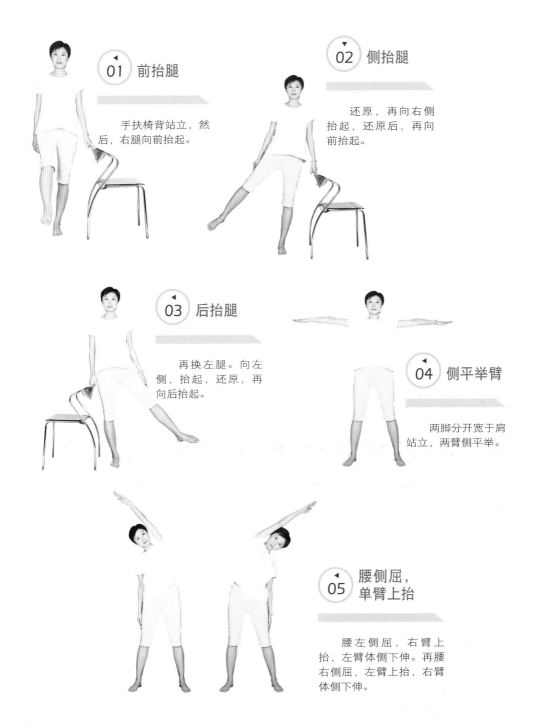

01 前抬腿

手扶椅背站立，然后，右腿向前抬起。

02 侧抬腿

还原，再向右侧抬起，还原后，再向前抬起。

03 后抬腿

再换左腿。向左侧，抬起，还原，再向后抬起。

04 侧平举臂

两脚分开宽于肩站立，两臂侧平举。

05 腰侧屈，单臂上抬

腰左侧屈，右臂上抬，左臂体侧下伸。再腰右侧屈，左臂上抬，右臂体侧下伸。

趣味胎教：胡萝卜

材料：彩泥

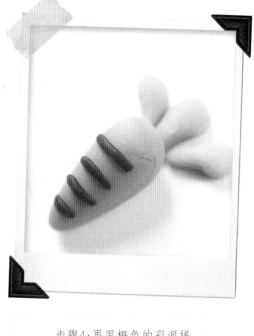

步骤1:取橙色、绿色彩泥各一块。

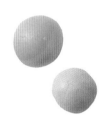

步骤4:再用橙色的彩泥搓成小细条作为胡萝卜的装饰。

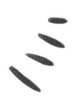

步骤2:用橙色彩泥捏成胡萝卜状。

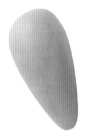

步骤5:将各部分粘贴在一起,这样就完成胡萝卜的制作了。

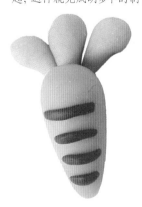

步骤3:用绿色的彩泥捏成叶片的形状。

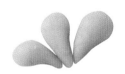

●趣味胎教：青蛙 ●

材料：卡纸、彩纸、画笔、黑豆

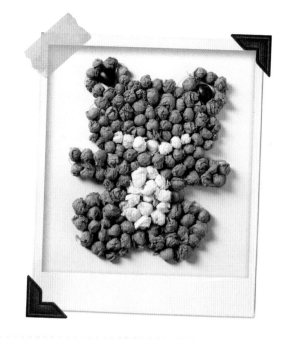

步骤1：准备一些黄色、绿色的纸团。

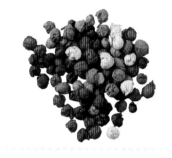

步骤2：在纸上画出青蛙的轮廓。

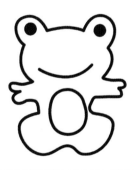

步骤3：用绿色皱纹纸搓成小团，将青蛙的身体粘满。用黑豆做青蛙的眼睛

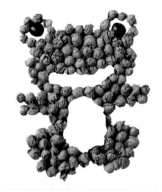

步骤4：用黄色的皱纹纸搓成小团，将青蛙的肚皮和嘴巴粘满，这样就完成青蛙的制作了。

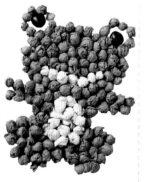

怀孕第8个月 （29～32周）
身体越来越笨重

导读

从这个月开始已经进入了孕晚期，胎宝宝的主要任务是运动和增加体重，他每天忙于做鬼脸、做体操、看东西、听声音、用腿踢、用胳膊推、吸吮手指等事情，乐此不疲地为出生做准备。这个月宝宝的生长速度会达到最高峰，因此妈妈的基础代谢也会增至最高峰，所以孕妈妈要适度补足营养。

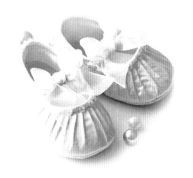

胎儿发育 周周看

宝宝感受到了清晨的第一缕阳光

● 第29周 皮下脂肪增厚 ●

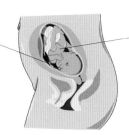

眼睛

此时胎儿能完全睁开眼睛，用手电筒照射时，胎儿的头会随着光线移动。这时期的胎儿对光线、声音、味道和气味更加敏感，能区别出日光和灯光。

皮肤

胎宝宝的皮下脂肪增厚，皮肤皱褶减少，变得滑溜溜的，也更加白净了。脂肪层继续增厚。

这周我约重1.1千克，从头到脚长约38厘米。我的肌肉和肺正在继续发育，我的大脑中正在生成着数十亿神经元细胞。因为大脑的发育，我的头部也在增大，我的营养需求大大增加。所以，需要妈妈补充大量的蛋白质、维生素、叶酸、铁及钙，为我提供全面的营养支持。现在我已经有睫毛了，此时此刻我正在眨眼睛。

● 第30周 告别皱巴巴的外形 ●

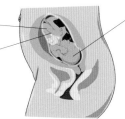

皮肤

胎宝宝的皮下脂肪继续增多，皮肤也变得光滑、细嫩，再也不皱巴巴的了。

生殖器官

如果我是男宝宝，睾丸此刻正在向阴囊下降；如果是女宝宝，阴蒂已经很明显了。

大脑

胎宝宝大脑的发育非常迅速，可能已经有了思考、感受、记忆事物的能力。

我现在身长约39.4厘米，重1.4千克。我被约0.85升羊水包围着，随着我不断地长大，我的富余空间越来越少，所以妈妈的羊水也会减少。我的皮下脂肪继续增多，皮肤也变得光滑、细嫩，再也不皱巴巴的了。我的胎动会逐渐减少。如果我是男宝宝，睾丸此刻正在向阴囊下降；如果我是女宝宝，阴蒂已经很明显了。大脑的发育也非常迅速，可能已经有了思考、感受、记忆事物的能力。

● 第31周 会看、会听、能记忆的小天才 ●

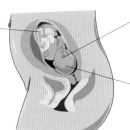

四肢
随着皮下脂肪的不断增多，胎宝宝的小胳膊小腿日渐丰满，体重也明显增加。

眼睛
胎宝宝的眼睛有时睁开，有时紧闭，眉毛和睫毛变得更加完整。

头
能够把头从一侧转到另一侧。

　　此时此刻，我身长约有40.6厘米长，重约1.45千克，我即将经历一个发育的高峰。我能够把头从一侧转向另一侧了。我的皮下脂肪明显增多，在一周的时间里，我的体重将增加200克以上。我的小胳膊和小腿也因脂肪的聚积变得丰满起来。此时我的眼睛时开时闭，我的眉毛和睫毛也变得更加完整。

● 第32周 头朝下做最后的冲刺 ●

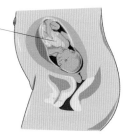

器官
胎宝宝身体的各个器官继续发育完善，呼吸系统和消化系统发育已经接近成熟。

胎动
随着胎宝宝的不断发育，现在已经占据了妈妈子宫里面很大的地方，狭窄的空间使他不能再施展手脚了，胎动的次数变少，动作也有所减弱。

　　本周我约重1.8千克，身长约43.2厘米。我的手指甲和脚指甲已经完全长出来了。我全身的皮下脂肪更加丰富，皮肤再也不又红又皱了，我的身体开始变得圆润，看起来更像一个婴儿了。现在我的头骨还很软，没有闭合，这是为了出生时能够顺利通过产道，但我身体其他部位的骨骼已经非常结实了。

孕妈妈变化 周周看

孕妈妈的身体越来越笨重了

● 第29周 宫缩开始了 ●

一般情况下，怀孕29周的孕妈妈，每天会有规律地出现4～5次的子宫收缩，这时最好暂时休息。这一时期，子宫颈部排出的分泌物会增多，孕妈妈要经常换洗内衣裤，保持身体的清洁。

● 第30周 身子更沉了，呼吸更困难了 ●

随着子宫的增大，开始压迫横膈膜，因此孕妈妈会出现呼吸急促的症状。孕妈妈要端正坐立姿势，有利于减轻子宫对横膈膜的压迫。睡觉时，在头部和腰部垫上靠垫。

● 第31周 肌肉松弛出现腰痛 ●

支撑腰部的韧带和肌肉会松弛，孕妈妈会感到腰痛。打喷嚏或者放声大笑时，会有尿失禁的现象，这是增大的子宫压迫膀胱而引起的。

● 第32周 体重快速增长 ●

怀孕32周时，孕妈妈的体重快速增长。随着胎儿的成长，腹内多余的空间会变小，胸部疼痛更加严重，呼吸也越来越急促。不过，等胎儿下降到骨盆位置后，这些症状就会得到缓解。

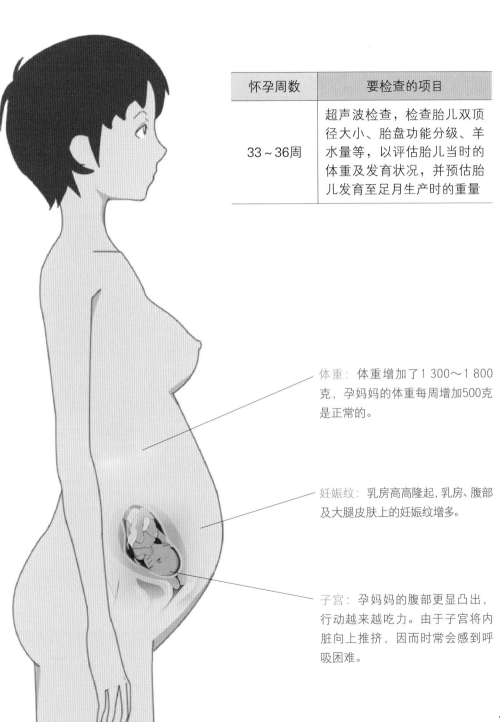

怀孕周数	要检查的项目
33～36周	超声波检查，检查胎儿双顶径大小、胎盘功能分级、羊水量等，以评估胎儿当时的体重及发育状况，并预估胎儿发育至足月生产时的重量

体重：体重增加了1 300～1 800克，孕妈妈的体重每周增加500克是正常的。

妊娠纹：乳房高高隆起，乳房、腹部及大腿皮肤上的妊娠纹增多。

子宫：孕妈妈的腹部更显凸出，行动越来越吃力。由于子宫将内脏向上推挤，因而时常会感到呼吸困难。

这个月 你最关心的问题

不同阶段，孕妈妈都有特别需要注意的事情

●尿频**怎么办**●

孕早期与孕晚期尿频的原因

子宫的前面是膀胱，后面是直肠。通常膀胱贮尿400毫升时才有尿意，约4小时排尿一次。妊娠早期，子宫体增大又未升入腹腔，在盆腔中占据大部分空间，刺激膀胱，引起尿频。到了孕期的第4个月，由于子宫高出了骨盆腔位于腹腔中，因此症状就会慢慢地减缓，怀孕后期，大约38周，由于胎头下降，子宫再次重回骨盆腔内，尿频的症状又变得较明显，有时会发生漏尿。

缓解尿频的方法

孕妈妈要缓解孕期尿频现象，可从日常生活和饮水量改变做起。平时要适量补充水分，但不要过量喝水。外出时，若有尿意，尽量不要憋尿，以免造成膀胱发炎或细菌感染。

●做好**乳房保护**●

这个时期孕妈妈要加强对乳房的保护，为以后的哺乳做准备。怀孕以后，乳房明显增大。孕妇应选用大小适宜的胸罩，将变大的乳房托起。胸罩应随妊娠月份随时更换、调整。有些孕妇嫌麻烦不愿更换胸罩，而将变大的乳房紧紧包裹在小的胸罩内，甚至穿紧身内衣束缚胸部。乳房的血液供应受到阻碍，易导致乳房发育不良、乳汁分泌减少，产后少奶、缺奶。有些孕妇不戴胸罩，任乳房自然悬垂，以为这样便不会压迫乳房，其实这种观念是不对的。失去胸罩的固定和支持，增大的乳房就会因重力作用下坠，乳房上半部的腺体受到牵拉；下半部则受压而造成腺体扭曲，腺泡细小。乳房的悬垂还会引起淋巴和静脉回流障碍。选择大小适合柔软棉布质地的胸罩为佳。

● 准爸爸**按摩显身手** ●

进入怀孕后期，准爸爸的作用变得特别重要。为了安抚妻子，准爸爸必须更加细心体贴。随时按摩妻子的身体和腿部，舒缓情绪，分担压力，这也是做准爸爸的责任。

☑ 孕期按摩的注意事项

1.切忌在空腹、饱食或心情郁闷时按摩。

2.乳房、腹部、背部、小腿后肌及足踝等部位，不要大力按摩。

3.若孕妇有妊娠并发症或其他疾病，例如皮肤病、心脏病、哮喘及高血压等，都不宜按摩。

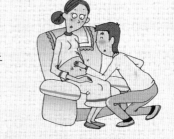

给妻子按摩的最佳时间

一般来说睡觉前按摩的效果最佳，同时有助于孕妈妈松弛神经，改善睡眠。

贴心按摩的要诀

部位	方法
头部	1.双手放在头部两侧轻压，然后用手指轻揉整个头部 2.双手轻按前额中央位置，向两侧轻扫至太阳穴 3.轻按眼部周围 4.双手轻按两颊，再向上扫至太阳穴 5.双手放在下巴中央，然后向上扫至太阳穴 6.将示指及中指沿着耳部四周前后轻按
肩背	1.双手按压在肩上，慢慢向下滑落至手腕位置 2.双手掌放在肩胛中央位置，向外及往下轻压
手部	1.用手托着手腕，另一只手的指头轻按捏手腕至腋下 2.同样托着手腕，另一只手上下扫拨手腕至腋下 3.双手夹着手臂，上下按摩手腕至腋下 4.最后轻轻按揉每个手指
脚部	1.用手托着脚掌，另一只手的指头轻轻按捏小腿至大腿 2.同样用手托着脚掌，另一只手上下扫拨小腿至大腿 3.双手夹着脚部，上下按摩小腿至大腿 4.最后可轻轻按揉每个脚趾

●缓解水肿困扰的方法●

方法	注意事项
调整生活习惯	调整好工作和生活节奏，不要过于紧张和劳累
适度劳动	不要长久站、坐，一定要避免剧烈或长时间的体力劳动
适时平躺休息	条件不允许，可以在午饭后将腿举高，采取半坐卧位
热水泡脚	睡前，用温水泡足部和小腿20～30分钟，以加速腿部的血液循环
饮食调节	注意饮食调节，多吃高蛋白、低碳水化合物的食物及富含维生素B$_1$的全麦粉、糙米和瘦肉。饮食清淡，注意限盐
纠正穿衣习惯	为了预防水肿，不要佩戴戒指，不要穿紧身衣或者套头衫、紧身裤、长筒袜，应当穿宽松的衣服、舒适的鞋子，保持血液畅通

●孕晚期正确认识假宫缩●

宫缩	出现时间	持续时间	子宫颈状态	疼痛感
真宫缩	临产前	初期间隔时间大约是10分钟一次，随后阵痛的持续时间逐渐延长	子宫颈口张开	阵阵疼痛向下腹扩散，有腰酸或排便感。开始宫缩的疼痛有的产妇是在腹部，有的产妇感觉在腰部。疼痛的强弱因人而异
假宫缩	分娩前数周	持续的时间短	经数小时后又停止，不能使子宫颈口张开	不会有疼痛感

● 选择好分娩的医院 ●

　　尽量选择离家或是工作单位较近的医院，并不赞成选择位置较远或需要坐车去的医院。而且最好要听听周围人的经验之谈。此时要考虑到分娩方式，并通过与丈夫商议，选择在环境、设施、专业程度等方面都比较满意的医院。

综合性医院和妇幼保健院的优劣

　　妇幼保健院更专业：专业妇幼保健院的医师面对的就诊群体相对比较单一，大多数是孕产妇。一些中型妇幼保健院所配置的产科医疗器械比一般大型的综合医院更齐全。如孕期的B超检查、唐氏综合征筛查，妇幼保健院在此方面的设备和专业能力，会比综合性医院的产科更完善。另外，专业妇幼保健院的产科医师每天负责的就是从孕期—产期—出院这一循环过程，技术实力相对较高，医护人员的操作更为熟练。

　　综合性医院的优势：现在许多大型的综合性医院科室齐全，各科专业人员技术水平高，对于那些容易出现异常并发症的孕妇来说，一旦出现并发症，可以及时地在综合性医院各门诊科室得到会诊和处理。所以，容易出现异常并发症的孕妇尽量选择综合性医院。

选择医院应注意的事项

　　选择离家近的医院：从第一次产检到分娩，去医院的次数非常多所以尽量选择交通便利的医院。

　　考虑自己的健康状态：如果你在35岁以上或家族中有遗传性疾病或孕妈妈本身的健康不太好或胎儿有异常时，建议选择综合性医院。

　　考虑分娩及产褥期：最好是初诊到分娩及产褥期都在同一个医院。主治医生是固定的，对医生的信赖感会增加，可以安心分娩。

　　决定分娩方式：选择自己愿意的分娩方式，有条件的情况下提前确认医院的分娩设施和条件。

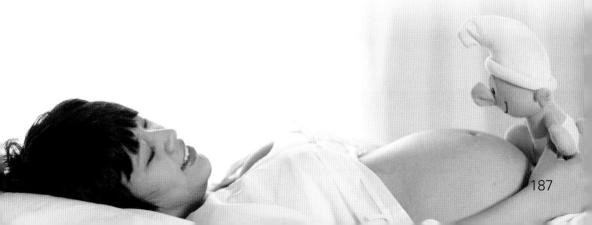

这个月 吃什么怎么吃

每个月胎儿和孕妈妈都需要不同的营养素

孕8月最需要补充的营养素

碳水化合物不能少

这个月，胎儿开始在肝脏和皮下储存糖原和脂肪。如果孕妈妈摄入的碳水化合物不足，易造成蛋白质缺乏或酮症酸中毒。因此，要及时补充足够的碳水化合物，其摄入量为每日350~450克。全谷类、薯类中均含有碳水化合物。

重点补充α-亚麻酸

α-亚麻酸是组成大脑细胞和视网膜细胞的重要物质。如果摄取不足，会导致胎儿发育不良，孕妈妈也会感到疲劳，睡眠质量下降。怀孕的最后3个月，是孕妈妈重点补充α-亚麻酸的时期。在日常生活中，用亚麻油炒菜或每天吃几个核桃，都可补充α-亚麻酸。

多晒太阳，摄入充足的钙

在孕晚期，由于胎儿的牙齿、骨骼钙化需要大量的钙，因此孕妈妈对钙的需求量明显增加。孕妈妈应多吃芝麻、海带、蛋、骨头汤、虾皮汤等富含钙质的食物。一般来说，孕晚期钙的供给量为每日1 200毫克，是怀孕前的1.5倍。此外，还应多进行户外活动，多晒太阳。

平衡补充各种维生素

维生素对胎儿的健康发育起着重要的作用，孕妈妈应适量补充各种维生素，尤其是维生素B$_1$，如果缺乏，易引起呕吐、倦怠、乏力等不适症状，并易造成分娩时子宫收缩乏力，使产程延缓。

在孕晚期，孕妈妈容易出现贫血症状。为了防止分娩时出血过多，应该及早多摄取铁质。

✓ 小贴士

胎宝宝个头越来越大，胃部受到挤压越来越严重，再加上黄体酮的影响使肠胃蠕动减缓，食物在胃中时间变长，而且孕妈妈的括约肌会比较松弛，导致胃液逆流到食道，引起灼热的不适感。孕妈妈要少吃多餐。每餐喝一点牛奶，吃完饭不要马上躺下。

●防治贫血的食物●

红糖

红糖含多种微量元素和矿物质，具有暖宫、补血的功效。食用时要注意：量不宜过大，另外由于有活血的功效，先兆流产或是有阴道出血的孕妈妈禁服。

动物肝脏

动物肝脏富含铁、蛋白质和脂肪，易于吸收。食用时要注意：不要进食过量，以免摄入过多脂肪。

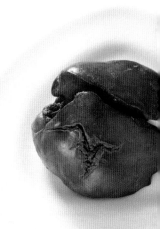

芝麻

芝麻富含蛋白质、脂肪、钙、铁、维生素E。可提高和改善整体的膳食营养质量。食用时要注意：选用黑芝麻要比白芝麻更好。

鸡蛋

鸡蛋含蛋白质丰富而且利用率高，还含有卵磷脂、卵黄素及多种维生素和矿物质，其中含有的脂肪易被吸收。食用时要注意：每天吃2~3个足矣，过多不易吸收，还会造成其他不利影响。

大枣

大枣富含多种微量元素，有助于消化、补血，尤其和阿胶合用功效更佳。食用时要注意：最好用金丝枣或大枣熬粥，和阿胶同服，有助吸收。

☑ **小贴士**

鹌鹑蛋的营养价值比鸡蛋要高，一般3个鹌鹑蛋的营养含量相当于1个鸡蛋，因此可以吃鹌鹑蛋，每天适宜吃3~5个，但不能代替鸡蛋，鸡蛋也要适时吃些，每天1个为宜。

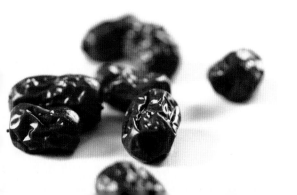

●吃什么能够减轻水肿●

有些孕妈妈在这一时期水肿更加严重了。许多食物具有一定的利尿作用，食用后可以去除体内多余的水分。水肿的孕妈妈不妨尝试下面的食物，这些食物既可以提供各种营养素，又不会对孕妈妈和胎儿产生不利影响。

	下肢水肿怎么办
1	正常人水肿不超过踝关节以上，不需要特别处理
2	尽量避免长时间站立及蹲坐，睡眠时适当垫高下肢，采取左侧卧位
3	坐沙发或椅子上时可以把脚抬高休息，还可以转动踝关节和脚部，增加血液循环
4	把两手高举到头部，先弯曲再伸直每个手指，有助于减轻手指的肿胀
5	肿胀特别明显，腿部水肿超过膝盖，需要去医院
6	吃低盐的饭菜，可减少水肿的发生

鲫鱼

鲫鱼是高蛋白、高钙、低脂肪、低钠的食物，经常食用，可以增加孕妈妈血液中蛋白质的含量，改善血液的渗透压，有利于合理调整体内水分的分布，使组织中的水分回流进入血液循环中，从而达到消除水肿的目的。

鲤鱼

鲤鱼有补益、利水的功效，孕妈妈常食可以补益强壮、利水祛湿。鲤鱼肉中含有丰富的优质蛋白质，钠的含量很低，孕妈妈常吃可消肿。

冬瓜

冬瓜具有清热泻火、利水渗湿、清热解暑的功效，可提供丰富的营养素和无机盐，既可泽胎化毒又可利水消肿，孕妈妈可以常吃。

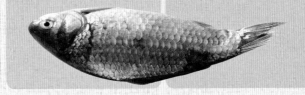

● 防治便秘，多吃通便食物 ●

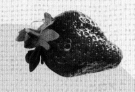

土豆

土豆是一种营养全面且易消化的食物。其中所含的粗纤维可促进胃肠蠕动和加速胆固醇在肠道内的代谢，具有降低胆固醇和通便的作用，对改善孕期便秘很有助益。

芋头

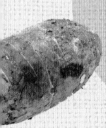

孕妈妈常吃芋头，可以促进肠胃蠕动，帮助母体吸收和消化蛋白质等营养物质，还能清除血管壁上的脂肪沉淀物，对孕期便秘、肥胖等都有很好的食疗作用。

玉米

玉米膳食纤维含量很高，能刺激胃肠蠕动，加速粪便排泄，缓解妊娠便秘。还具有利尿、降压、美白皮肤等功效。

草莓

草莓含有多种维生素和矿物质、蛋白质、有机酸、果胶等营养物质，其所含果胶和膳食纤维可以助消化、通大便，对胃肠不适有滋补调理作用。

酸奶

酸奶中的乳酸、醋酸等有机酸，能刺激胃分泌，抑制有害菌生长，清理肠道。

红薯

红薯富含有利于胎儿发育的多种营养成分，同时其所含的膳食纤维能有效刺激消化液分泌和胃肠蠕动，促进通便。

圆白菜

圆白菜有抗氧化、防衰老的功能，富含维生素、叶酸和膳食纤维，可促进消化、预防便秘，提高免疫力。

生菜

生菜含有多种维生素和矿物质。常食用，能改善胃肠血液循环，促进脂肪和蛋白质的消化和吸收，清除血液中的垃圾，排肠毒，防便秘。

黄豆

黄豆含有非常优质的蛋白质和丰富的膳食纤维，有利于胎儿的发育，并促进孕妈妈的新陈代谢。同时，丰富优质的膳食纤维能通肠利便，有利于改善孕妈妈便秘。

●孕8月你不可以这么吃 ●

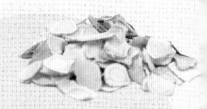

过量吃坚果

虽然坚果的营养价值很高，是多数孕妈妈喜欢吃的食品，但是，也不能食用过多坚果。坚果的油性较大，在怀孕期间，孕妈妈的消化功能相对减弱，如果过量食用坚果，容易引起消化不良。每天食用不应超过50克。

过量吃人参

怀孕后，孕妈妈阴血偏虚，吃人参容易上火，可能还会出现呕吐、水肿及高血压等症状，甚至引发流产及早产等。在临近产前，最好不要吃人参，以免引起产后出血。对于其他的人参制剂，孕妈妈也应慎服。

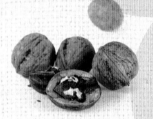

摄入过量的蛋白质

摄入过量的高蛋白容易引起食欲减退、腹胀、头晕、疲倦等不适症状，反而不利于健康。因此，孕妈妈应平衡饮食，做到营养均衡。

孕妈妈不宜多吃冷饮

孕妈妈多吃冷饮会导致缺乏食欲、消化不良、腹泻，甚至引起胃部痉挛，出现剧烈腹痛现象。胎儿对冷的刺激很敏感，当孕妈妈喝冷饮时，胎儿可能会在子宫内躁动不安，胎动变得频繁。因此，孕妈妈吃冷饮一定要有所节制。

☑ 要按时就餐

在怀孕后，孕妈妈要养成按时用餐的习惯。因为胎儿完全得依靠孕妈妈来获得热量，如果孕妈妈不按时用餐，身体就得不到及时的营养供应，对胎儿的生长发育带来不良影响。

● 孕妈妈一日的**餐单建议** ●

食物属性	食物种类
早餐	鸡丝粥1碗，肉包子1个，醋熘白菜适量
加餐	牛奶1杯，饼干适量
中餐	米饭100克，芹菜炒牛肉100克，蜜汁南瓜50克，小白菜汤1碗
加餐	梨子1个，坚果适量
晚餐	肉末黄豆芽50克、豆豉炒苦瓜50克，蘑菇炒肉100克，米饭适量

● 一周饮食**搭配示例** ●

	早餐	午餐	晚餐
周一	牛奶、面包、水果	米饭、清蒸鲫鱼、芹菜炒百合	米饭、水晶莴笋、椒盐墨鱼片
周二	豆浆、花卷、拌海带丝、水果	米饭、肉丝炒芹菜、虾皮菠菜汤	米饭、乱炖鲫鱼、炒三丝
周三	牛奶、玉米羹、糖醋番茄	米饭、清蒸茄子、什锦炒肉丁	米饭、鸡蛋炒香肠、韭菜豆芽
周四	豆腐脑、煎鸡蛋、水果	米饭、香菇油菜、海米冬瓜汤	米饭、肉丝芹菜、素炒菜心
周五	牛奶、面包、圣女果	米饭、清炖排骨、熘三样	二米饭、鱼香肉丝、双耳南瓜汤
周六	牛奶、芝麻饼、水果	米饭、猪肝炒菠菜、盐水毛豆	蒸饼、什锦炒牛肉、包菜汤
周日	牛奶、葱花卷、水果沙拉	米饭、肉丝金针菇、蒜蓉油麦菜	红豆粥、鱼香肉丝、黄瓜炒肉

本月话题：准备入院待产包

生宝宝，因为准备充分，所以从容

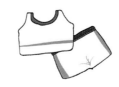

● 产妇的用品 ●

产妇必备钱物

现金和医保卡	产妇自然分娩的费用在2 000元左右，剖宫产费用在5 000~15 000元；如果有医保卡，孕妈妈要记得携带
检查单据	怀孕期间的全部检查单据，便于医护人员了解孕妈妈身体、胎盘功能及胎儿宫内情况
证件	夫妻双方身份证、户口簿、结婚证及准生证等

必备营养品

水	在分娩前的宫缩间隙，产妇喝水减轻痛苦、保持体力
巧克力	在分娩时食用，当宫口全开时吃，能补充热量，维持分娩体力
红糖	分娩后，马上喝一杯红糖水，可以帮助恢复力气，还能增加奶水
流质食物	吃些清淡的稀饭、面条和煲汤，能帮助下奶；摄取新鲜水果，利于产后大便的恢复

必备生活用品

洗漱用品	牙刷、牙膏、毛巾、脸盆、水杯等
衣服及帽子	出院时穿戴
拖鞋	选一双舒服的鞋子，在分娩后方便穿用
收腹带	如果是剖宫产，为避免伤口疼痛，可以准备一条收腹带
吸管	方便饮水
内裤	带3~4条透气性好的纯棉内裤，因产后有分泌物很容易弄脏内裤
卫生巾	要选择产妇专用卫生巾
靠垫	喂奶时使用更舒服
哺乳衫	前开襟的衣服，方便妈妈喂奶
哺乳文胸	全棉无钢架设计，防止乳房下垂
乳垫	至少2对，以便换洗
消毒湿巾	在母乳喂养前后，用消毒湿巾清洁乳房、乳头

宝宝的用品

宝宝必备生活用品	
小棉褥子	用来包裹孩子，由于孩子小，不能用大褥子
软头勺子	尽量不用奶瓶喂宝宝，因为奶瓶好吸吮，小孩用过奶瓶后就不喜欢费力吸妈妈的乳头了，建议用婴儿专用的软头勺喂宝宝
尿布	准备全棉的布料，剪成小块儿用作宝宝的小尿布，或选择有质量保证的纸尿裤
护臀霜	防止宝宝尿布湿疹
婴儿服	全棉、不带翻领的婴儿服，保暖并保护肌肤
洗护用品	沐浴液、洗发液、爽身粉、润肤油，清洁、保护和滋润宝宝皮肤，吸奶器、海绵奶嘴刷或医用纱布等备用

宝宝的必备喂养用品	
奶粉、奶瓶	肝炎、贫血、肺结核等不适合母乳喂养的妈妈，需要给孩子喂配方奶，要先准备好奶瓶、奶嘴
奶嘴	吸吮是宝宝发育过程中的重要部分，因此一个品质良好、适合宝宝的奶嘴，不仅是宝宝最佳的亲密伙伴，更是影响日后牙齿排列的重要条件。奶嘴的软硬度要适中，材质最好是硅胶的，硅胶的性能比较稳定，耐热强、弹性好、不易老化。硅胶奶嘴更接近母亲的乳头
奶瓶刷	一大一小两把刷子，清洁奶瓶用
奶瓶夹	消毒时用来夹奶嘴和奶瓶
消毒器具	家用的消毒柜即可，臭氧、红外线和高温可分别使用，用家里的锅煮沸消毒也可，要保证是宝宝专用的
温奶器	作用不是很大，热水泡奶瓶也很方便

本月胎教

　　到了第8个月，准爸爸、孕妈妈要帮助胎儿运动，多与他沟通，随时告诉宝宝身边一些有趣的事情，并且告诉宝宝他将降生在一个和谐、幸福的家庭中。此时，可以多和胎儿一起欣赏音乐，胎教时间可适当延长。胎教内容也可以适当增加，孕妇的饮食要以多营养，高蛋白为主，控制动物脂肪和盐的过量摄入，少饮水。

● 对话胎教：《美好的一天》 ●

　　《美好的一天》出自波兰著名诗人切·米沃什之笔。"多美好的一天啊！"，诗歌开头的一句话，引起了人们美好的想象和回忆。在一个早晨，暖和温情的阳光照在花园里，花园里的花朵还没有完全开放，还在充满生机的枝头孕育着春天的气象，蜂鸟从花园中飞起，传递着春的气息。在这样的早晨，诗人在自己靠近海边的花园劳作，那是一种平凡而美丽的生活，让人体会到了平凡的幸福。

多美好的一天啊！
花园里干活儿，
晨雾已消散，
蜂鸟飞上忍冬的花瓣。
世界上没有任何东西我想占为己有，
也没有任何人值得我深深地怨；
那身受的种种的不幸我早已忘却，
依然故我的思想也纵使我难堪，
不再考虑身上的创痛，
我挺起身来，
前面是蓝色的大海，
点点白帆。

●音乐胎教：《高山流水》●

《高山流水》为中国十大古曲之一。传说先秦的琴师伯牙一次在荒山野地弹琴，樵夫钟子期竟能领会这是描绘"巍巍乎志在高山"和"洋洋乎志在流水"。伯牙惊道："善哉，子之心而与吾心同。"钟子期死后，伯牙痛失知音，摔琴绝弦，终身不操，故有高山流水之曲。"高山流水"比喻知己或知音，也比喻乐曲高妙。有同名电视剧《高山流水》。此曲原是古琴曲，后分为《高山》、《流水》二曲；另有同名筝曲《高山流水》，与琴曲不同。

筝曲《高山流水》，音乐与琴曲迥异，同样取材于"伯牙鼓琴遇知音"。现有多种流派谱本。而流传最广、影响最大的则是浙江武林派的传谱，旋律典雅，韵味隽永，颇具"高山之巍巍，流水之洋洋"貌。

山东派的《高山流水》是《琴韵》、《风摆翠竹》、《夜静銮铃》、《书韵》四个小曲的联奏，也称《四段曲》、《四段锦》。

河南派的《高山流水》则是取自民间《老六板》板头曲，节奏清新明快，民间艺人常在初次见面时演奏，以示尊敬结交之意。这三者及古琴曲《高山流水》之间毫无共同之处，都是同名异曲。

●音乐胎教：《月儿高》●

《月儿高》是一首著名的琵琶传统大套文曲，所作年代及作者均不详，现存最早谱本是明代嘉靖年间的手抄本《高和江东》中的一曲，后被改编成民族管弦乐曲和古筝曲，是器乐艺术中描写月亮的极品之作。

《月儿高》主要描述月升到西沉的过程，全曲华丽缠绵，极具舞蹈性，描写了月亮从海上升起直到西山沉没这一过程中的种种景色和意韵。这里有浩瀚的海涛，也有涓涓的细流；有幽静的庭院，也有广阔的田野；有如洗的碧空，点点的繁星，也有奔流的江河，清凉的风露；既有对现实世界的精致描写，又有对月中世界的绮丽想象。整个画面银光灼灼，诗意朦胧，令人迷醉。

故事胎教： 捞月亮

从前，有只小猴子在井边玩，他看到井里有个月亮。小猴子叫起来："糟啦！糟啦！月亮掉在井里啦！"

大猴子听见了，跑过来一看，跟着叫起来："糟啦！糟啦！月亮掉在井里啦！"

老猴子听见了，跑过来一看，也跟着叫起来："糟啦！糟啦！月亮掉在井里啦！"

附近的猴子也听见了，全都跑过来看。大家一起叫起来："糟啦！糟啦！月亮掉在井里啦！咱们快把它捞上来吧！"

于是，猴子们爬上了井旁边的大树。老猴子倒挂在树上，拉住大猴子的脚；大猴子也倒挂着，拉住另一只猴子的脚。猴子们就这样一只接一只，一直挂到井里头，小猴子挂在最下边。

小猴子伸手去捞月亮，可手刚碰到水，月亮就不见了。

老猴子一抬头，看见月亮还在天上，他喘着气，说："不用捞了，不用捞了，月亮好好地挂在天上呢！"

宝贝，妈妈对你说------------------

宝贝，故事中的小猴子天真、可爱，好奇心强。它不知道水中的月亮是天上月亮的倒影，于是决定捞月亮。我亲爱的宝贝，你知道吗？在这个世界上，有无限的知识等着你去学习呢！妈妈希望你能像小猴子一样天真、可爱，能用自己的行动去验证对与错，妈妈真盼着你能健康快乐地长大啊！

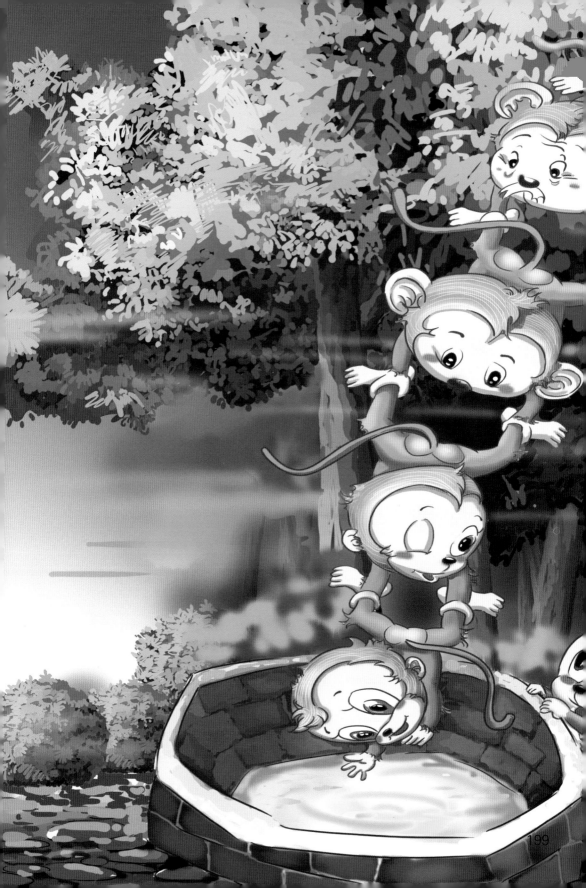

●运动胎教：上身运动 ●

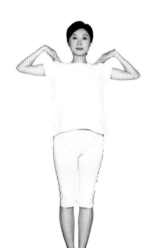

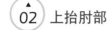
02 上抬肘部

继续上抬肘部，
使其与耳朵相接。

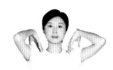

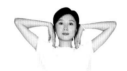

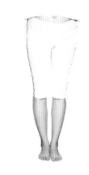

01 肘部内屈

两臂平举至肩
部，肘部内屈并轻触
肩头。

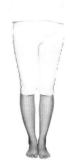

03 向前转肘

将整个肘部由
后向前旋转。

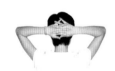

04 双手头后交叉

双手在头后交叉，放松
呼吸。

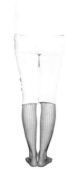

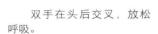

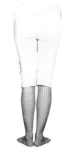

05 上身侧弯

将上身向一侧弯曲，至肋下
肌肉不能伸长时，再恢复到原来
的姿势。反方向重复上述运动。

200

●趣味胎教：大蒜 ●

材料：大米、卡纸、画笔、
毛线、胶水

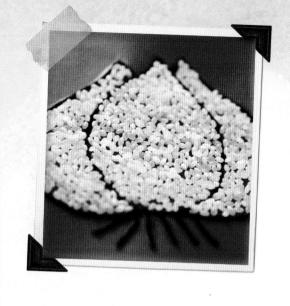

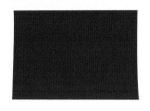

步骤1:取一张彩色卡纸作
为底板。

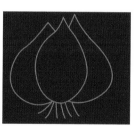

步骤2:在卡纸上用画笔画
出大蒜的图案。

步骤3:将毛线按图案剪成
适当长度后用胶水粘贴上去。

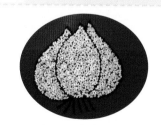

步骤4:在卡纸上涂抹
一些胶水，将米粒粘贴
好，这样大蒜就完成了。

趣味胎教：萝卜

材料：彩纸、卡纸、
画笔、胶水

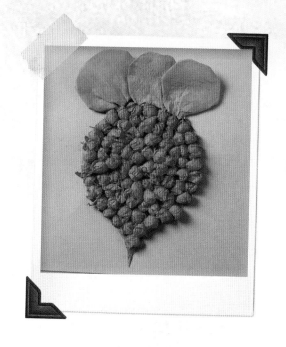

步骤1：准备一些紫红色的
纸团和一些绿色的皱纹纸。

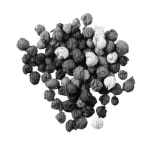

步骤3：用绿色皱纹纸做出
三片叶子，粘贴到萝卜顶部。

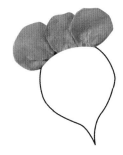

步骤2：在卡纸上画出萝卜
的轮廓。

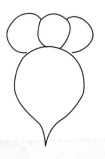

步骤4：用紫红色皱纹纸搓
成小团，将萝卜的轮廓粘满，
这样萝卜就完成了。

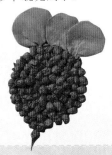

怀孕第9个月 （33～36周）
离宝宝越来越近

导读 这个月开始，胎宝宝的主要任务就是快速增加体重，直到出生之前的这段时期，他的体重会增加一倍。胎宝宝与孕妈妈之间的物质交换越来越频繁，通过胎盘和孕妈妈之间的血液循环也越来越快，胎宝宝变得红润起来，看上去比以前更漂亮了。这个月孕妈妈似乎更忙了，几乎把所有的时间都用在准备分娩上，堪称名副其实的"分娩月"。

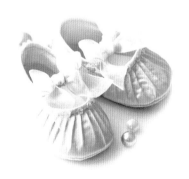

胎儿发育 周周看

宝宝正在准备横空出世

● 第33周 我的五官开始工作了 ●

生殖器官

无论是男宝宝还是女宝宝，到了本周生殖器官都已经发育完善，可能会有个别男宝宝的睾丸在出生当天才降入阴囊，这也是正常的，妈妈不必担心。

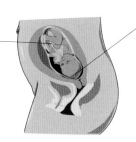

头发

此时，胎宝宝已长出了一头胎发，他出生后头发的多少，与他将来头发的多少并没有关系。

本周我大约重1.8千克，身长约43.7厘米。我的五官现在都在工作着。到这个月月末，如果我是小公主，大阴唇已明显隆起，左右紧贴并且覆盖生殖器，这标志着外生殖器官发育彻底完成；如果我是小王子，我的睾丸可能已经从腹腔下降到阴囊，也有个别的宝宝睾丸在出生当天才降入阴囊，妈妈不必为此而担心。

● 第34周 我在快速"发福"着 ●

免疫系统

胎儿的免疫系统正在发育以抵御轻微的感染。

胎动

胎儿现在太大了，已经不能漂浮在羊水里了，他的运动较以前缓慢。

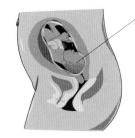

头骨

他的头骨现在还很柔软，骨头之间还留有空隙，有利于分娩的顺利进行。

现在我把主要精力都用在快速增重上，在这期间我增加的体重会比出生体重的一半还要多，我越发圆润了。我的头骨还很柔软，骨头之间还留有空隙，这种可松动结构能够让我的头在经过狭窄的产道时有伸缩性，有利于分娩的顺利进行。

● 第35周 小耳朵足够敏锐了 ●

身体器官

中枢神经系统正在发育，尚未成熟。消化系统基本发育完毕，肺也完全发育成熟，如果胎儿在这个时间早产的话，很少会发生呼吸问题。

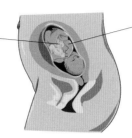

四肢

胎儿的胳膊和腿丰满起来，已占据子宫的大部分空间，所以很难再四处移动。

　　本周我重约2.3千克，身长约45.7厘米。我越长越胖，几乎占据妈妈"小房子"的大部分空间。我已经不能在羊水里漂浮着，也不能再翻跟头了。此时我的两个肾脏也已经发育完全，肝脏也能够自行代谢一些废物了。我的中枢神经系统尚未完全发育成熟，但是现在我的肺部发育基本完成，如果在此时出生，我存活的可能性为90%以上。

● 第36周 胎脂开始脱落了 ●

胎动

子宫的空间越来越小，现在孕妈妈肯定注意到了胎儿的运动发生了变化。因为受到限制，他四处扭动的次数减少，但运动通常更有力、更明显。

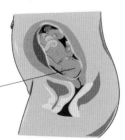

胎脂

覆盖胎宝宝全身的绒毛和在羊水中保护他皮肤的胎脂开始脱落并被他吞咽聚积在肠道内。

头部

在这个阶段，大多数的胎儿都已经采取头向下的姿势准备出生。

　　本周我的体重大约有2.7千克重，身长47厘米左右。覆盖我全身的绒毛和在羊水中保护我皮肤的胎脂开始脱落。我现在会吞咽这些脱落的物质以及其他一些分泌物了，它们积聚在我的肠道里，直到我出生，它们将成为我出生后尿布上的第一团粪便。

孕妈妈变化 周周看

●第33周 尿频、腰背痛等不适再度加重●

孕妈妈腹部的变化特别明显，又鼓又硬，使得肚脐都凸出来。排尿次数增多，而且有种排尿不净的感觉。随着分娩期临近，孕妈妈的性欲明显下降。

●第34周 水肿更厉害了●

每次产检要测量血压和化验尿液。如果手上的戒指紧了，或者手脚肿胀，这是液体积留所致，如果是紧身的衣服限制了血液流动，情况会变得更糟。

●第35周 腹坠腰酸，行动更加艰难●

由于胎宝宝的位置逐渐下降，孕妈妈会觉得腹坠腰酸，骨盆后部附近的肌肉和韧带变得麻木，甚至有一种牵拉式的疼痛，行动更为艰难。临近分娩会使孕妈妈感到紧张，此时要调整心态，多和丈夫、亲人沟通，缓解内心的压力。

●第36周 体重已达峰值●

孕妈妈的体重已增长至顶峰，平均增重11～13千克。从本周开始，每周做一次产检，随时监测胎儿在子宫中的情况，必要时可以做一次胎心监护。医生会根据胎宝宝和孕妈妈自身的情况，调整饮食。

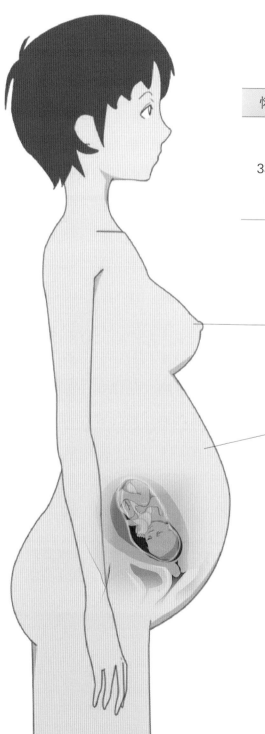

怀孕周数	要检查的项目
33~35周	超声波检查，检查胎儿双顶径大小、胎盘功能分级、羊水量等，以评估胎儿当时的体重及发育状况，并预估胎儿发育至足月生产时的重量

乳房：乳房有乳汁从乳头溢出。

体重：孕妈妈体重的增长已达到最高峰，平均增重11~13千克。

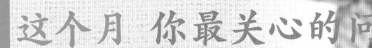

这个月 你最关心的问题

不同阶段，孕妈妈都有特别需要注意的事情

● 有助顺产的产前运动 ●

会阴肌肉运动

增加会阴肌肉韧力及控制力，对分娩及复原有帮助。孕妈妈动作：仰卧，屈曲的双脚微微分开，收缩盆骨底的会阴肌肉，5秒后放松，5秒后收缩，重复做10次。脚部运动能促进血液循环，预防抽筋，减轻脚部水肿。孕妈妈仰卧时，双脚垫高。

● 胎儿入盆是怎么回事 ●

入盆是怎么回事

当妊娠进入最后阶段，孕妈妈子宫中的胎儿已经在为出生做准备了。多数胎儿会在羊水和胎膜的包围中，以头朝下、臀朝上、全身蜷缩的姿势等待时机。在分娩之前，胎儿要使其头部通过母体的骨盆入口进入骨盆腔，其身体的位置得到巩固，这就是"入盆"。那么，胎儿入盆后多久才能分娩呢？一般初产妇入盆后2～3周就可能会分娩，而非初产妇胎儿入盆会晚一些，入盆后随即开始分娩。

入盆是什么感觉

当胎儿入盆的时候，孕妈妈会感觉腹部阵阵发紧和有坠痛感，感觉胎儿正在下降，这就是入盆了。这并不是真正临产前的征兆，孕妈妈不必紧张。

后期异常要警惕

每个孕妈妈都希望顺利地走过孕期，生个健康聪明的宝宝，但有时可能会发生一些意外情况，给分娩造成困难，特别是孕晚期，更应该小心每个异常状态。

胎儿姿势异常

约有3%～4%孕妈妈的胎位异常。臀位是最常见的胎位异常，可分为以下几种：复合臀先露、单臀先露、单足先露和双足先露。如果确定为"臀位"，需考虑择期行剖宫产术分娩，如果B超显示是"混合臀位"，就更需要比预产期提早2周住院。

羊水过多或过少

羊水是宝宝的摇篮，它能稳定子宫内的温度，保护胎儿不受伤害，并有轻度的溶菌作用。然而，羊水的量必须适度，过多、过少均会出现问题。羊水量超过2000毫升，称为羊水过多。羊水量少于300毫升，称为羊水过少。

前置胎盘

前置胎盘最主要的表现是在妊娠晚期或临产时，发生无痛性、反复阴道出血。如果处理不当，将会危及母子生命安全，须格外警惕。如果孕妈妈有人工流产、刮宫产等引起的子宫内膜损伤的病史一定要注意了。

为了预防胎盘早剥的发生，孕妈妈应注意充分休息，保证充足的营养，坚持产前检查。如果是高危妊娠更应重视定期复查，积极防治各种并发症。

胎盘早剥

妊娠20周后或分娩期，正常位置的胎盘在胎儿娩出前，部分或全部从子宫壁剥离，叫做胎盘早剥。主要表现为剧烈腹痛、腰酸背痛、子宫变硬，可伴少量阴道出血。剥离面出血过多时，还会出现恶心、呕吐、面色苍白、出汗、血压下降等休克征象。这是一种严重的妊娠并发症，起病急，如果不及时处理，会危及母子生命，因此要引起重视。

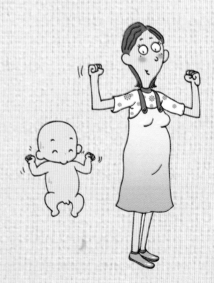

● 保存脐带血有用吗 ●

脐带血的作用

现代科学研究发现，脐带血含有可以重建人体造血和免疫系统的造血干细胞，可以治疗多种疾病。

脐带血是造血干细胞的重要来源，可用于造血干细胞移植，是非常宝贵的人类生物资源。随着科学的发展，干细胞在神经系统的治疗和器官的修复等方面都将取得突破。由于脐带血中所含干细胞的免疫功能尚未发育完全，所以在配型上相对容易，尤其在家人中间概率更高。

脐带血中的造血干细胞可以治疗的疾病
1　白血病、淋巴瘤、骨髓异常增殖综合征、多发性骨髓瘤等
2　海洋性贫血、再生障碍性贫血等
3　先天性代谢性疾病、先天性免疫缺陷疾患、自身免疫性疾患等
4　小细胞肺癌、神经母细胞瘤、卵巢癌等

脐带血库的分类

脐带血保存的血库也分为两种：

公共脐血库：公共的脐血库，一般接受公众捐赠的脐带血并免费保存，用于任何配型合适的病人。捐赠者在今后取用配型脐带血时可享受优先权和费用优惠。

自体脐血库：是用来保存胎儿本人的脐带血，为将来本人或亲属的造血干细胞移植做储备，是需要付费的。

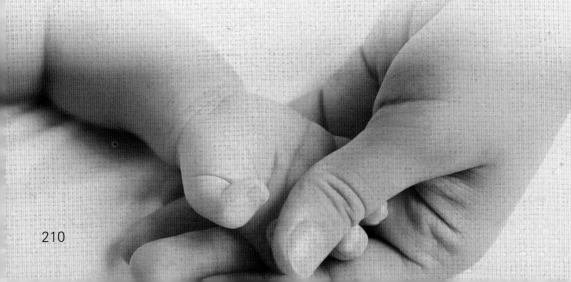

什么情况下**要入院待产**

一般而言，凡属于高危妊娠者，均应提前入院待产。具体的情况常见如下：

需要入院的情况
1　胎位不正，如臀位、横位等
2　骨盆过小或畸形，或估计胎儿过大，预计经阴道分娩有困难
3　孕妈妈合并有内科疾病
4　有异常妊娠、分娩史，如早产、死胎、难产等
5　有过腹部手术特别是子宫手术史，如子宫肌瘤剜除术等
6　临产前有过较多阴道流血，或有过头痛、胸闷、晕厥等
7　多胎妊娠
8　年龄小于20岁，或大于35岁的初产妇
9　妊娠高血压综合征，羊水过多或过少
10　当孕妈妈出现有规律的子宫收缩，子宫收缩持续时间达30秒以上，间歇10分钟左右，并逐渐增强，即入院待产较为适宜

要了解**分娩前的征兆**

一般临近分娩时会出现各种征兆，但并不是每个孕妈妈分娩时都会出现这些征兆。有些人就是在没有任何征兆的情况下开始分娩的。临近分娩有如下征兆：

分泌物增多

准备分娩时，子宫颈变得软化，分泌物增多，多是白色的水性分泌物。

腹部频繁地感觉到张力

为准备开始分娩，子宫收缩频繁，因此会经常感觉到腹部的张力。如果张力是有规律的，那就是阵痛。

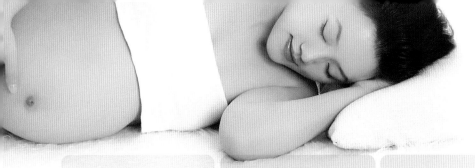

大腿根疼

为便于胎儿通过，左右耻骨的接合处正在慢慢打开。因此，大腿根的部位会有抽筋或疼痛的感觉。

胎动减少

由于胎儿的头部下降到了骨盆，因此胎动相对减少。有的胎儿一直到分娩前都会动来动去。

腹部下降

由于胎儿下降到骨盆内，会感觉到下腹部变大，而上腹变空。

●拉美兹分娩镇痛法 ●

"拉美兹分娩镇痛法"是指当阵痛来临时，将原本疼痛时立即出现的"肌肉紧张"经过多次练习转化为"主动肌肉放松"，而使疼痛减少，分为以下几个部分：

拉美兹分娩镇痛法	
呼吸放松	专心的呼吸可转移对疼痛的注意力，并且可使氧气与二氧化碳浓度在体内保持平衡。分娩第一阶段用腹式呼吸，第二阶段用胸式呼吸
触摸放松	需要准爸爸的配合，他应当能够确定孕妈妈身体正在用力的部位，并且触摸这一紧张区域，使孕妈妈的注意力集中在此区域
按摩放松	分娩第一期，大腿和腰部会产生酸痛或慵懒无力的现象，此时用拇指压髂前上棘或耻骨联合或双手握拳压迫腰骶部，就会显得较为轻松。在分娩的中晚期冷敷以及热敷都会使疼痛的信号受到抑制或削弱
想象放松	在分娩中进行积极的想象可以大大加强放松效果。想象当呼气时，疼痛通过嘴离开身体，想象子宫颈变得柔软而有弹性
音乐放松	孕妈妈在产程中利用音乐分散注意力会取得非常好的效果
伸展训练	通过产前锻炼骨盆四周及骨盆底的肌肉力量，有助于增加骨盆四周、骨盆底关节韧带的弹性，更利于胎儿通过产道

这个月 吃什么怎么吃

每个月胎儿和孕妈妈都需要不同的营养素

●孕9月营养关键词●

加大钙的摄入

胎儿体内一半以上的钙都是在最后两个月储存的，如果此时摄入的钙量不足，胎儿就会动用母体骨骼中的钙，容易导致孕妈妈发生软骨病。富含钙质的食物有牛奶、虾皮、核桃、南瓜子、鱼松等。

适当增加铁的摄入

现在胎儿的肝脏以每天5毫克的速度储存铁，直到存储量达到540毫克。若铁的摄入量不足，就会影响胎儿体内铁的存储，出生后易患缺铁性贫血。动物肝脏、黑木耳、芝麻等含有丰富的铁。

脂类摄入量控制在60克

此时，胎儿大脑中的某些部分还没有成熟，孕妈妈需要适量补充脂类，尤其是植物油。每天摄入的总脂量应为60克左右。

控制盐分、水分

孕妈妈应继续控制盐的摄入量，以减轻水肿状况。此外，由于孕妈妈胃部容纳食物的空间不多，因此不要大量饮水，以免影响进食。

膳食纤维不可少

孕后期，逐渐增大的胎儿给孕妈妈带来负担，孕妈妈很容易便秘。为了缓解便秘带来的痛苦，孕妈妈应该注意摄取足够量的膳食纤维，以促进肠道蠕动。全麦面包、芹菜、胡萝卜、白薯、土豆、豆芽、菜花等各种新鲜蔬菜和水果中都含有丰富的膳食纤维。还应该适当进行户外运动，养成每日定时排便的习惯。

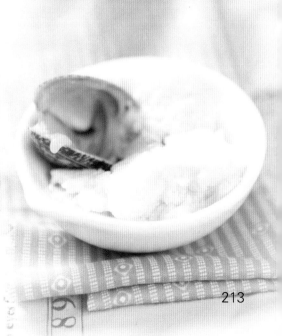

●孕9月不可以吃的食物●

甜食

巧克力、果冻、蛋糕这类甜点热量高，成分复杂，含有大量的甜味剂、人工合成香料、增稠剂等，不但能够导致孕妈妈体重上升，同时还会影响胎儿的发育。患有妊娠期糖尿病的孕妈妈，甜食更要禁食。

冷饮

各种含糖高的饮料包括冷饮、雪糕等，主要是水和糖，多吃影响食欲且冷的刺激会使肠道痉挛引起腹痛、腹泻。食用过量，怀孕前期容易引起先兆流产，怀孕后期容易引起早产。

膨化食品

膨化食品如饼干、虾条等，主要由淀粉、糖类和膨化剂制成，蛋白质含量很少，多吃可致肥胖，且没有任何营养。

街头食品

包括烤羊肉串、酸辣粉、烤白薯等食品。烧烤、煎炸类食品含有致癌物质——苯并芘。烧烤、煎炸类肉食，若没有彻底熟透，会存在弓形虫。街头小贩制作的低成本酸辣粉，含有明矾（学名硫酸铝钾），其在水溶液中游离出大量易被人体吸收的铝离子，摄入过量的铝，会直接破坏神经细胞的遗传物质和脱氧核糖核酸的功能，使脑细胞发生退化性病变。并可以通过胎盘侵入胎儿大脑，增加痴呆儿的发生率。

☑ 孕晚期保证睡眠很重要

孕晚期孕妈妈由于机体损耗极大，容易疲劳，需要充分的睡眠来保证。孕妈妈不要熬夜工作。睡眠不好会使孕妈妈心情烦躁、疲乏无力、精力不集中，影响胎儿的身心健康。母亲吸烟、酗酒、通宵打麻将等不良的行为，会影响胎儿的健康，严重时甚至使胎儿感到无法忍受，从而发生流产等事故。

●孕妈妈一日的餐单建议●

食物属性	食物种类
早餐	南瓜粥1碗，鸡蛋1个，糖拌番茄适量
加餐	酸奶150毫升，香蕉1根
中餐	米饭100克，蘑菇炒青菜100克，板栗烧鸡80克，清炖鲤鱼适量
加餐	苹果1个，坚果适量
晚餐	熘肝片100克，家常豆腐100克，荞麦面1碗

●一周饮食搭配示例●

	早餐	午餐	晚餐
周一	牛奶、面包、苹果	米饭、蒸鱼片豆腐、清炒青菜	紫米饭、鸡汤蘑菇、炒合菜
周二	牛奶、面包、鸡蛋	米饭、猪肉海带、苦瓜煎鸡蛋	鲤鱼饭、虾子豆腐羹
周三	牛奶、发糕、水果	米饭、蘑菇鸡块、醋熘白菜	米饭、口蘑鸭子、蔬菜沙拉
周四	豆浆、芝麻火烧、炝芹菜	米饭、红烧海参、糖醋白菜丝	玉米面粥、苦瓜炒肉、水果
周五	牛奶、面包、水果	米饭、炒鸡杂、南瓜汤	米饭、窝窝头、排骨汤
周六	牛奶、蛋糕、水果	米饭、酸炒生鱼片、虾皮黄瓜汤	米饭、茄汁炖青鱼、蔬菜沙拉
周日	酸奶、果味面包、水果羹	米饭、浇汁鱼、栗子烧白菜	紫豆粥、蒸饼、咸蛋黄南瓜

■ 轻松应对孕晚期预防早产

● 规律性宫缩 ●

宫缩的特征

特征
1	子宫收缩有规律，逐渐加强。宫缩初期每隔10分钟宫缩1次，强度轻微
2	宫缩强度逐渐加深，宫缩频率加快，每隔3～5分钟宫缩1次，每次宫缩持续时间变长，可持续50～60秒钟
3	大部分出现在腹部下方，但是会扩散到背部下方
4	宫缩会引起腹痛，腹痛一阵一阵，预示着快临产了。宫缩从不舒服的压力到绷紧、拉扯的痛
5	有少数孕妈妈会出现腰酸症状
6	宫缩发生时通常情况下会见红

✓ 需要注意的情况

临产前的宫缩由不规律的假性宫缩逐渐成为规律性宫缩，孕妈妈应该区分真假宫缩，根据阵痛的间隔时间做好准备工作。

出现宫缩怎么办

走动可能会使腹痛更严重，孕妈妈可以卧床休息。用垫子或椅子做支撑，找最适合的姿势减轻疼痛。不要做剧烈运动及使用腹肌的运动，可以做散步轻微活动。最好有家人的陪伴，防止有突然情况发生。

如果宫缩不规律或是形成规律但间隔很长，说明离分娩还有一段时间，阵痛达到每10分钟1次的时候说明很快要分娩了。

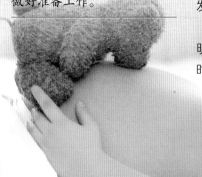

● 见红 ●

见红的特征

特征
1　颜色一般为茶褐色、粉红色、鲜红色
2　出血量一般比月经的出血量少
3　混合黏液流出，质地黏稠
4　大多发生在分娩临近，阵痛发生前24小时出现。但个体是有差异的，也有孕妈妈在分娩前1周或更早就出现见红的情况

出现见红怎么办

如果只是出现了淡淡的血丝，量也不多，孕妈妈可以留在家里观察。注意不要太过劳累，避免剧烈运动。如果见红后出现阵痛和破水就应该立即在家人的陪同下去医院。

☑ 需要注意的情况

胎盘剥离引起血管破裂也会造成出血，这种情况非常危险，须立即去医院。如果发现出血量超过月经流量或大量涌出，呈鲜红色时就要立刻前往医院。

● 破水 ●

破水的特征

特征
1　流出的羊水无色透明，可能含有胎脂等漂浮物
2　感觉到热的液体从阴道流出
3　不能像控制尿液一样控制羊水流出
4　破水具有持续性

☑ 需要注意的情况

破水会导致羊水大量流出，脐带可能会随压力带动或因为重力作用而导致脱垂。一旦脐带脱垂就可能导致胎儿缺氧、组织器官坏死甚至胎儿死亡。破水后如果6～12个小时内没有分娩迹象，为防止细菌感染，医生会使用催产素来帮助孕妈妈进入产程，开始分娩。

破水后该怎么办

破水后应立即平躺，防止羊水流出。破水后，可以垫些护垫，要保证清洁。破水可能导致宫内感染，所以一旦发生破水应立即去医院。

217

本月胎教

宝宝的璀璨人生从胎教开始

● 美育胎教：《西斯廷圣母》 ●

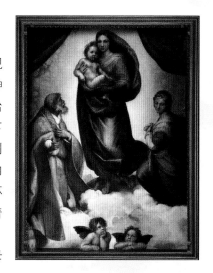

　　拉斐尔的画对美丽与神圣、爱慕与敬仰表现得都恰到好处，使人获得一种纯洁、高尚的精神享受。画中圣母脚踩云端，代表人间权威的统治者教皇西斯廷二世，身披华贵的教皇圣袍，取下桂冠，虔诚地欢迎圣母驾临人间。圣母的另一侧是圣女渥瓦拉，她代表着平民百姓来迎驾，她的形象妩媚动人，沉浸在深思之中。她转过头，怀着母性的仁慈俯视着小天使，仿佛同他们分享着思想的隐秘，这是拉斐尔的画中最美的一瞬间。人们忍不住追随小天使向上的目光，最终与圣母相遇，这是目光和心灵的汇合。

　　从天而降的圣母出现在我们的面前，初看丝毫不觉其动，但是当我们注视圣母的眼睛时，仿佛她正向你走来，她年轻美丽的面孔庄重而又平和，细看那颤动的双唇，仿佛听到圣母的祝福。趴在下方的两个小天使睁着大眼仰望圣母的降临，稚气童心跃然画上。

● 美育胎教：简笔画 ●

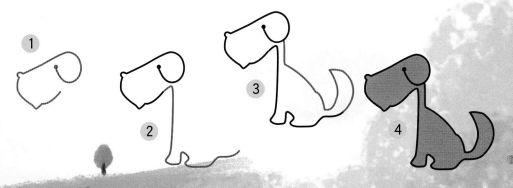

●音乐胎教：《渔舟唱晚》●

《渔舟唱晚》是一首颇具古典风格的河南筝曲。乐曲描绘了夕阳映照万顷碧波，渔民悠然自得，渔船随波渐远的优美景象。

这首乐曲是20世纪30年代以来，在中国流传最广、影响最大的一首筝独奏曲。

取自唐代诗人王勃《滕王阁序》中："渔舟唱晚，响穷彭蠡之滨"的诗句。乐曲描绘了晚霞辉映下渔人载歌而归的动人画面。乐曲开始，以优美典雅的曲调、舒缓的节奏，描绘出一幅夕阳映照万顷碧波的画面。接着，以音乐的主题为材料逐层递降，音乐活泼而富有情趣。当它再次变化反复时，采用五声音阶的回旋，环绕一段优美的旋律层层下落，此旋律不但风格性很强，且十分优美动听，确有"唱晚"之趣。最后先递升后递降的旋律接合成一个循环圈，并加以多次反复，而且速度逐次加快，表现了心情喜悦的渔民悠然自得，片片白帆随波逐流，渔舟满载而归的情景。这首富于诗情画意的筝曲曾被改编为高胡、古筝二重奏及小提琴独奏曲。

●音乐胎教：《春江花月夜》●

《春江花月夜》原是一首著名的琵琶独奏曲，原名叫《夕阳箫鼓》，见于已故琵琶演奏家吴婉卿1875年的手抄本。至1895年平湖派琵琶演奏家李芳园收入所编《南北派十三套大曲琵琶新谱》（工尺谱本）中，更名为《浔阳琵琶》，这时乐曲已发展为十段，由李芳园分段标以"夕阳箫鼓、花蕊散回风、关山临却月、临水斜阳、枫荻秋声、巫峡千寻、箫声红树里、临江晚眺、渔舟唱晚、夕阳影里一归舟"十个辞藻华丽的小标题。以后又有人将曲名改为《浔阳月夜》、《浔阳曲》。乐曲以唐朝诗人白居易的长篇叙事诗《琵琶行》的诗意"浔阳江头夜送客，枫叶芦花秋瑟瑟"相联系而成曲的。虽然标题与《琵琶行》中诗句"春江花朝秋月夜，往往取洒还独倾"相似，但乐曲情趣已超脱"枫叶芦花秋瑟瑟"的秋意晚江别，而强调了"春江花月夜"的春意江夜美。

● 故事胎教：《龟兔赛跑》●

有一天，兔子碰见乌龟，笑眯眯地说："乌龟，咱们来赛跑吧！"

乌龟知道兔子在拿它开玩笑，瞪着一双小眼睛，不理也不睬。

兔子知道乌龟不敢跟它赛跑，乐得摆着耳朵直蹦跳，还编了一支山歌笑话它：乌龟、乌龟爬爬，一早出门采花，乌龟、乌龟走走，傍晚还在门口。

乌龟听了很生气，说："兔子，你别得意，咱们现在就来赛跑。"

兔子一听，差点儿笑破了肚皮："乌龟，你真敢跟我赛跑？那好，咱们从这儿跑起，看谁先跑到山脚下的那棵大树。预备！一、二、三，开跑！"兔子撒开腿就跑，一会儿工夫就跑得很远了。

兔子回头一看，乌龟才爬了一小段路呢！心想：乌龟敢跟我赛跑，真是天大的笑话！我呀，在这儿睡上一大觉，让它爬到这儿，不，让它爬到前面去吧，我三蹦两跳就追上它了。于是，兔子把身子往地上一歪，合上眼皮，真的睡着了。

再说乌龟，爬得也真慢，可是它一个劲儿地爬呀、爬呀，等它爬到兔子身边时，已经累坏了。兔子还在睡觉，乌龟也想休息一会儿，可是它知道兔子跑得比它快，只有坚持爬下去才有可能赢。于是，它不停地往前爬呀爬，离大树越来越近了，只差几十步了，十几步了，几步了，终于到了！

兔子呢？它还在睡觉呢！兔子醒来后往后一看，咦？乌龟怎么不见了？再往前一看，哎呀，不得了了！乌龟已经爬到大树底下了。这下兔子可急了，急忙赶上去，可已经晚了，乌龟已经赢了。

宝贝，妈妈对你说------------------

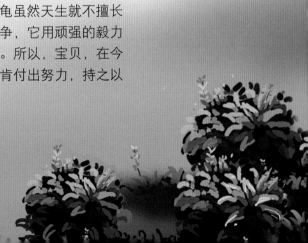

宝贝，这是个很老的故事，但它说明了一个非常实用的道理："谦虚使人进步，骄傲使人落后。"宝贝，兔子虽然天生就擅长赛跑，有着先天的优势，可是它太骄傲了，过于轻视对手，最终失败了。乌龟虽然天生就不擅长赛跑，可是它并没有放弃和对手的竞争，它用顽强的毅力和坚持不懈的精神，最终赢得了比赛。所以，宝贝，在今后的人生中千万不能轻言放弃，只要肯付出努力，持之以恒地坚持下去，一定可以获得成功。

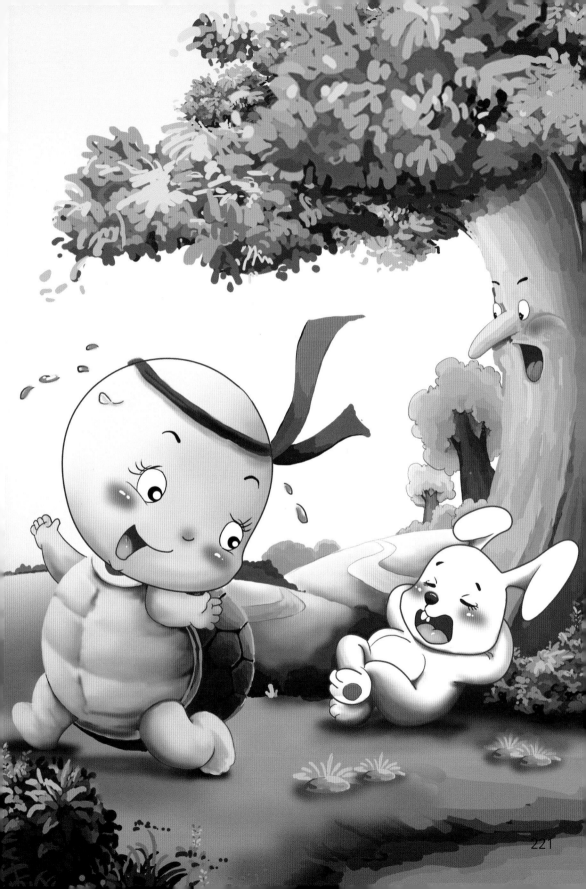

●趣味胎教：茄子●

材料：彩纸、卡纸、画笔、胶水

步骤1:准备一些紫色和绿色的纸团。

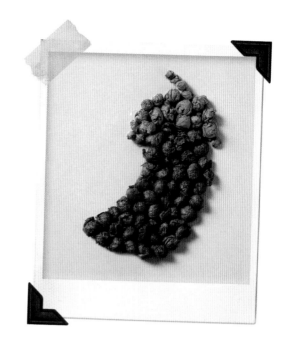

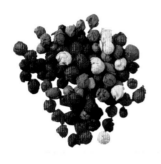

步骤2:在纸上画出茄子的轮廓。

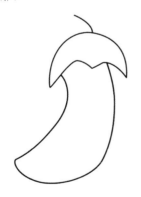

步骤3:用紫色皱纹纸搓成小团，将茄子的主体部分粘满。

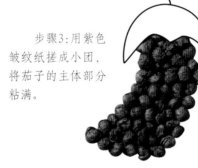

步骤4:用绿色皱纹纸搓成小团将茄子蒂部粘满，这样茄子就完成了。

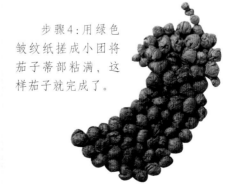

●趣味胎教：仙人球●

材料：卡纸、画笔、毛线、碎纸屑、牙签、胶水

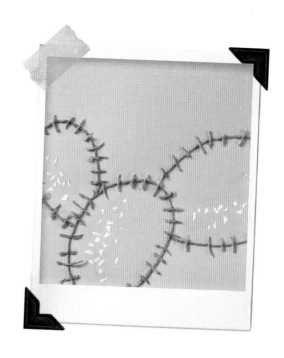

步骤1:取一张彩色卡纸作为底板。

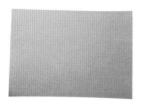

步骤2:在卡纸上用画笔画出仙人球的图案。

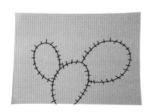

步骤3:准备一段绿色毛线和碎纸屑。

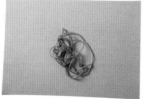

步骤4:将毛线按图案剪成适当长度后用胶水粘贴上去。

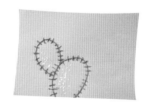

步骤5:毛线粘贴后将卡纸上涂抹一些胶水，撒上纸屑作为装饰，仙人球就完成了。

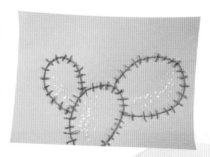

●趣味胎教：蘑菇●

材料：彩泥

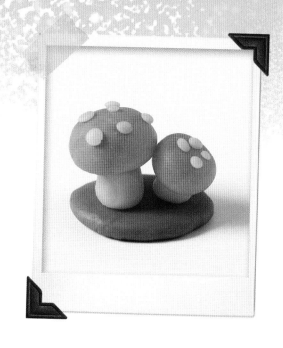

步骤1：取橙色、粉色、深红色彩泥各一块。

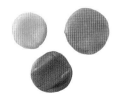

步骤2：用粉色彩泥捏成半圆形的蘑菇帽。

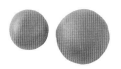

步骤3：用橙色彩泥做出圆柱形蘑菇柄和蘑菇帽上的圆点。

步骤4：用深红色彩泥压成饼状作为泥土。

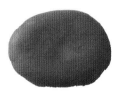

步骤5：将各部分粘在一起，这样就完成蘑菇的制作了。

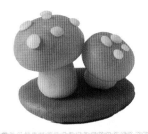

怀孕第10个月 （37～40周）
终于等到这一天了

导读　在第10个月，终于要等到宝宝出生了。此时的宝宝还需要继续生长，以便能够更加独立地适应子宫外面的环境。现在宝宝还要依赖妈妈源源不断地给他输送营养，让他长出更多的肌肉和脂肪，使他变得更加强壮。尽管宝宝也舍不得离开温暖舒适的"小房子"，但是他迫不及待地想见见爸爸妈妈，就像爸爸妈妈也在期盼着见到他一样。

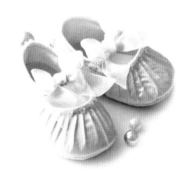

胎儿发育 周周看

宝宝已经等不及要看看外面的世界了

● 第37周 我足月了 ●

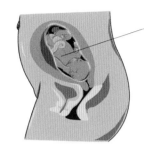

体重

胎宝宝继续生长着，体重还在不断增加，大量的皮下脂肪生成。

身体器官

现在胎儿足月了，各方面已经发育完全，他随时可以出生。三维超声扫描所示，胎儿看起来像个新生儿。

　　我已经完全入盆，到本周末，我就可以算是足月的宝宝了，这意味着我现在已经发育完全，为"小房子"外的生活做好了准备。我现在约重2.7千克，从头到脚长48厘米。

● 第38周 临近出生，加紧练习 ●

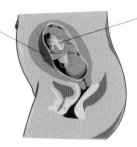

胎盘

胎儿发育成熟了，现在随时准备出生。胎盘开始老化，转运营养物质的效率降低，开始出现血块和钙化斑。

器官

胎宝宝的各个器官基本发育完善，他还在努力练习吸吮、呼吸等动作，为出生以后尽快适应环境做准备。

　　本周我重2.7~3.4千克，长49厘米左右。我已经胖起来了，昔日妈妈那宽敞的"小房子"，对于现在的我来说，是一个拥挤的小屋。所以我会像个小球一样蜷缩起来，头朝下，变成准备出生的姿势。妈妈会感觉我不如以前活动得明显。其实我没有闲着，正在练习吸吮、呼吸、踏步、眨眼、转头、握拳等这些我出生后必须会的动作。

● 第39周 这时候我安静了许多 ●

皮肤

胎宝宝准备出生的时候大部分胎毛已经褪去，外层皮肤也会脱落，取而代之的是新皮肤。

肠道

他将胎毛连同其他分泌物吞进去，储存在肠道中。这将刺激胎儿的肠蠕动，排出称为胎粪的黑色便。

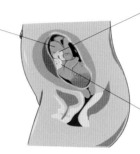

肺部

肺逐渐成熟，表面活性剂分泌增多。

　　本周我的脂肪层还在加厚，这会帮助我在出生后控制体温。本周我可能已经有50厘米长，体重在3.2~3.4千克之间。这周我身体的各器官都已经完全发育成熟。我的外层皮肤正在脱落，取而代之的是新皮肤。这周我安静了许多，不过妈妈不要担心，这是因为我的头部已经固定在骨盆中了，正在为出生做最后的准备呢。

● 第40周 我随时都会来"报到" ●

胎动

在这段时期孕妈妈可能感觉不到他的活动。

脐带

脐带长约51厘米，与胎儿从头到脚的长度差不多。

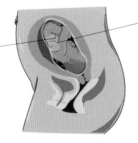

器官

胎宝宝绝大多数器官都成功地完成了自己的生长任务，只有肺还要等到他出生后才能建立正常的呼吸模式。

　　本周我的体重已经有3.2~3.9千克左右了，身长约50厘米，和新生宝宝基本没有什么区别了，我身体上的皱纹已消失了。此时，我的头颅骨还没有连接在一起，在分娩时它会被挤压变形或被拉长，这样才能顺利地通过产道。

孕妈妈变化 周周看

大肚婆该"卸货"了

●第37周 身体更加沉重，胃口似乎好起来●

宫顶位置下移，上腹憋闷的症状显著缓解。胃部的压迫减轻，食欲有所增加。但下降的子宫压迫了膀胱，会出现尿频的状况。

●第38周 仍感觉不适，对分娩有焦虑●

由于预产期临近，孕妈妈尤其是初产妇在喜悦、激动的同时，会对胎儿、分娩及自身的安危产生紧张和焦虑。宝宝在妈妈腹中的位置不断下降，孕妈妈会觉得下腹坠胀。宫缩频率增加，阴道分泌物更多了，要注意个人卫生。

●第39周 为了宝宝，我要吃好睡好●

这个时候，胎宝宝安静了许多，但是孕妈妈还有不舒服的状况，多数孕妈妈都会感到极度紧张。但是你必须放松心情，吃好睡好。此外，要注意观察是否有临产迹象。

●第40周 日夜守候，只为那一刻●

孕妈妈要做好迎接宝宝出世的心理准备，避免做向高处伸手或压迫腹部等动作，一旦出现"宫缩"、"见红"，就是临产的征兆，要迅速前往医院。

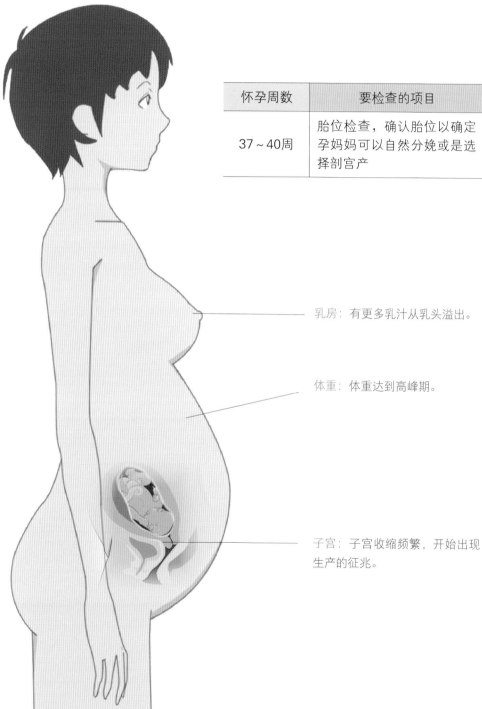

怀孕周数	要检查的项目
37～40周	胎位检查，确认胎位以确定孕妈妈可以自然分娩或是选择剖宫产

乳房：有更多乳汁从乳头溢出。

体重：体重达到高峰期。

子宫：子宫收缩频繁，开始出现生产的征兆。

这个月 你最关心的问题

不同阶段，孕妈妈都有特别需要注意的事情

● 剖宫产好还是自然分娩好 ●

自然分娩

优点：适合于大小适中的胎儿，在正常子宫收缩下，经过孕妇的产道，胎儿多能够顺利诞生。产后恢复快、住院时间短。产后可立即进食，仅会阴部位可能会有伤口，并发症少。

缺点：产前阵痛，阴道松弛，子宫膀胱脱垂后遗症，会阴伤害甚至感染，外阴血肿等。

剖宫产

优点：可避免自然分娩过程中的突发状况，阴道不易受到损伤。

缺点：出血较多。并发症较多，包括伤口感染、腹腔脏器粘连及麻醉后遗症等。产后恢复较慢，住院时间较长。需要较复杂的麻醉，有手术出血及术后发生并发症的可能，对孕妇的精神与肉体方面都会造成创伤。

✓ 剖宫产后的第二胎能否自然分娩

本身有剖宫产史的再次生育，选择自然分娩面临的风险要比正常情况的高，当宫缩紧密时，宫腔内的压力会很高，有子宫破裂的危险，一旦发生子宫破裂直接会危及母子生命。

● 足月能否提前剖宫产 ●

足月可以提前剖宫产，一般胎儿到37周就成熟了，不过有个说法叫做"瓜熟蒂落"，一般是见红之后24小时之内才会出来。现在的医疗技术很发达，所以建议等有分娩迹象后再去医院安排手术，这样会对分娩有好处，前提是在羊水和胎盘都正常的情况下，如果羊水量少了，或是胎盘功能老化等情况出现，就得赶紧进行剖宫产。

肚子变小胎动增多是不是临产征兆

37周肚子不是变小，只是慢慢向下降。因为宝宝快要出生了，宝宝的头降入骨盆里，胎动增多是宝宝在调整位置。如果真的是胎动太异常可考虑宝宝是不是宫内缺氧，最好咨询医生。这时候分泌物会相对地增多，也是为宝宝出生做准备。

分娩会不会需要很长时间

一般来说，经产妇所用的时间较短，初产妇所用的时间长些。统计数据表明女性在分娩第一胎的时候平均花费大约12个小时，第二胎平均需要8.5个小时。但是这并不意味着女性在这十多个小时里要一直忍受没有间断的疼痛。

分娩究竟需要多长时间因人而异，遗传因素也会起到一定的作用。因此，不妨询问母亲、姨妈和外祖母的分娩过程，提前做好心理准备。有的产妇宫缩特别强，产程也明显地缩短，不到三个小时就分娩，称为"急产"。还有的产妇，因为年龄和精神因素，对分娩充满了畏惧，还没有正式临产，生活节奏就已经被打乱，吃不好，睡不好，结果消耗了体力，到正式临产时已疲乏无力，导致产程延长了，若产程超过24小时则称为"滞产"。

过了预产期没动静怎么办

妊娠达到或超过42周，称为过期妊娠。其发生率占妊娠总数的5%～12%。过期妊娠对胎儿和母亲的危害有：胎儿窘迫、羊水量减少、分娩困难及损伤。凡妊娠确已过期者，应立即终止妊娠。终止妊娠的方法应根据宫颈是否成熟以及胎盘功能及胎儿情况而定。宫颈已成熟者可采用人工破膜，破膜时羊水多而清晰，可在严密监护下经阴道分娩，宫颈未成熟者可先静脉滴注催产素引产。如胎盘功能不良或胎儿有危险者，则不论宫颈是否成熟均应直接行剖宫产。

●分娩前需要做的检查●

在经历过了阵痛、见红、破水之后，还需要再耐心地等待一段时间才能够分娩。如果是初次分娩的孕妇大概要经历10多个小时，非初次分娩的孕妇大概要经历5个小时左右。

检查之后确定是否临产

入院后要做几项检查，对孕妇的体温、血压、脉搏、体重、腰围、尿检、血糖、蛋白含量、子宫口开合情况进行检查。医生还会问一些相关的问题，如"阵痛什么时候开始的"、"是否有见红和破水"，通过这些掌握孕妇将要分娩的进程。

克服阵痛接受检查

进入产院之后首先要办理入院手续，医院在白天、双休日、夜间手续办理的方法是不同的，通常入院的手续要写入院申请书等，可是在诊疗时间之外，如果阵痛十分强烈，可以先分娩后办手续，但是都要有孕妇家属签字，同意在医院分娩。

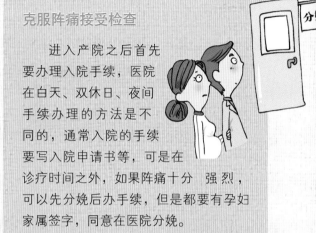

●分娩前的应急准备●

临近分娩身边没有亲人怎么办

如果临近分娩的时候身边没有家人，一定不要过于紧张。一定要立即打电话联系家人。家人未到身边时，要保持冷静。

羊水大量流出时要马上去医院

当羊膜真正破裂的时候，羊水会"哗"地一下子大量流出。这时应立刻与产院联系。

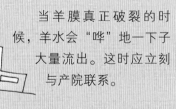

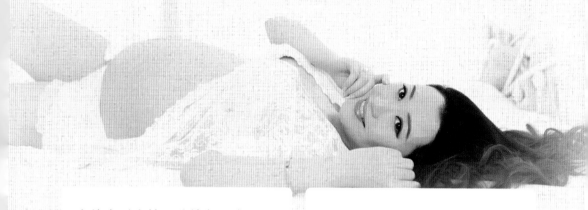

在外出时突然要分娩怎么办

即使进入了临产期真正分娩的时间也很难把握，所以一旦外出必须带着自己的医疗保健卡、卫生纸、毛巾、医院的地址记录本、家人的联系电话等必备品。

产前想去卫生间怎么办

只要没有大量出血或者破水，就可以去卫生间。如果感觉宫缩特别频繁，想去卫生间，有可能是胎儿的头已经进入阴道里，是要分娩的表现。

不要把胎儿在阴道里刺激直肠误认为感觉要排便，这个时候不能去卫生间。

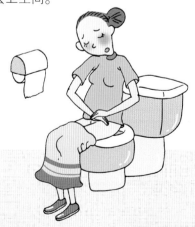

胎动异常时要马上去医院

临产期过后就要进入正常分娩期，阵痛是有间隔期的，其间会有周期性的间隔，接下来疼痛还是会延续下去。

阵痛的时候主要感觉肚子有张力。张力的间隔变得越来越短，阵痛也越来越剧烈。第一次分娩的女性每隔10分钟阵痛，非初次分娩的孕妇每隔15分钟阵痛。

一旦阵痛有规律了就要马上去医院，因为张力的间隔缩短了，分娩就要接近了，孕妇需要及时检查。如果阵痛发生仅有5～7分钟的间隔，这时候就要立刻把孕妇送往医院，因为孕妇马上要分娩了。

此外，还要观察是否有胎动。如果前一天胎动，而今天却突然消失了，要马上去医院就诊。

这个月 吃什么怎么吃

每个月胎儿和孕妈妈都需要不同的营养素

● 孕10月需要重点补充的营养素 ●

富含锌的食物可帮助孕妈妈自然分娩

在孕期，锌能维持胎儿的健康发育，并帮助孕妈妈顺利分娩。胎儿对锌的需求量在孕晚期达到最高。因此，孕妈妈需要多吃一些富含锌元素的食物，如瘦肉、紫菜、牡蛎、鱼类、黄豆、核桃等，尤其是牡蛎，其含锌量非常丰富。

☑ 少食多餐

此时胎儿已发育成熟随时都可能生产。如孕妈妈体内积食过多，会影响分娩。在此阶段尤其要注意少食多餐。

维生素K可防止分娩时大出血

维生素K经肠道吸收，在肝脏产生出凝血酶原及凝血因子，有防止出血的作用。孕妈妈在预产期的前一个月应有意识地从食物中摄取维生素K，可在分娩时防止大出血，也可预防新生儿因缺乏维生素K而引起的颅内、消化道出血等。富含维生素K的食物有菜花、白菜、菠菜、莴笋、干酪、肝脏、谷类等。

补充足够的铁

分娩会造成孕妈妈血液的流失。阴道生产出血量为350~500毫升，剖宫产出血量最高可达到750~1000毫升。因此，绝不可忽视补铁，补充量应为每日20~30毫克。

重点补充维生素B$_{12}$

维生素B$_{12}$是人体三大造血原料之一。若摄入量不足，会感觉身体虚弱、精神抑郁等，还可能引起贫血症。这种维生素只存在于动物食品中，如牛肉、鸡肉、鱼、牛奶、鸡蛋等。

● 孕10月**你不可以这么吃** ●

过量喝水

不同的人、不同的饮食、不同的体力活动和不同的气温环境下，需要的水量是不同的。那么，如何知道自己饮水的量够不够呢？孕妈妈可以观察自己的排尿量或留意观察自己去卫生间的次数。

不吃脂肪

孕期不应该拒绝脂肪，因为脂肪对胎儿神经系统以及细胞膜的形成是必不可少的。

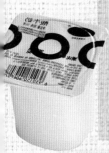

吃双倍的食物

为了保证腹中的胎儿更好地发育，我们确实需要比平时摄入更多的热量，但是，并不是说改变了饮食习惯就能满足胎儿的需要。如果孕妈妈的膳食均衡，而且量比较合理，那只需要继续保持，没有必要多吃。

为补钙吃很多奶制品

因为胎儿的成长发育需要吸收大量钙质，使孕妈妈的血钙含量降低。此时，孕妈妈的机体中负责调节磷和钙含量的副甲状腺发现了这一情况，就会分泌一种激素，这种激素使肾脏产生维生素D，从而提高钙的肠吸收率。孕妈妈的血钙很快会恢复正常。每天吃2~3次的奶制品就足够了，并不需要补充过多奶制品。

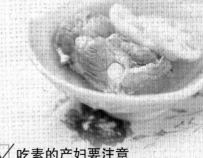

☑ 吃素的产妇要注意

吃素的孕妇一定要保证摄入的热量能满足分娩的需要。因为素食所能提供的热量明显比肉类少。如果热量摄入不足，身体就会分解自身的蛋白质，从而影响孕妇自身及胎儿的生长发育。

本月话题：勇敢迎接分娩

加油，马上就要迎来最后的胜利了

● 分娩时**该怎样用力** ●

向上用力

大部分医院让孕妈妈采用躺在产床上，向上用力的仰卧位姿势分娩。这种姿势便于监视分娩的进程，紧急的时候方便进行会阴切开术和吸引分娩术等处置方法。子宫口完全打开的时候，会有种要用力的感觉。用力要领：用力时两脚岔开，下颌紧收，后背和腰贴近床。迎合着阵痛的节奏，腹部用力，而不是臀部用力。

侧卧位的用力

侧卧位一般是左侧卧，子宫不会压迫大静脉，也不会引起母体血压下降，能给胎儿输送足够的营养和氧气。还能让会阴部放松，防止会阴部裂伤，向上用力呼吸都很舒服，也能减轻长时间阵痛带来的疲劳。缺点是胎儿头出来的时候必须支撑起一条腿。

用力方法	
手和脚	用力时，双手握紧，两腿岔开，膝盖向外侧倾倒
视线	要收起下巴，视线要放在肚脐周围。用力时睁开眼睛
臀部	腹部用力的时候，阴道周围也有按压的感觉，类似于排便的感觉
从后背到腰	在疼痛的时候用力，即使很痛，后背和腰也要贴在产床上，背部不要弯曲

● 婴儿**回旋4阶段** ●

第一回旋

婴儿的身体蜷曲着，颚就要贴在胸口了，进入骨盆。

第二回旋

骨盆的出口很长，婴儿脸朝下，头部向妈妈后背处回转了90°。

第三回旋

与第一回旋相反的方向回旋，按前头、脸、后头的顺序出生。

第四回旋

头部完全出来了。

236

● 了解分娩的3个产程 ●

第一产程

潜伏期：潜伏期又称预先分娩，子宫颈扩张3～4厘米。每次宫缩持续时间在20～40秒钟，间歇时间在20分钟左右。这个阶段的宫缩强度相对比较温和，但不是所有的产妇都一样，有些经产妇在分娩前子宫颈就开始扩张了。

活跃期：活跃期时的宫缩频率越来越高，此时宫颈每小时至少扩张1厘米，最后扩张至8厘米。这个阶段每次宫缩一般持续40～60秒钟，强度会越来越大，间歇时间5～7分钟，通常是分娩过程中宫缩强度最大的阶段。但不是每个产妇都完全一样的。在宫缩强度持续增加及时间不断延长的情况下，产妇要抓紧宫缩间歇期调整放松。

过渡期：过渡期子宫颈由8厘米扩张到10厘米，持续时间为1～2小时。每次宫缩持续60～90秒钟，间歇时间为2～3分钟，这个阶段是分娩过程中最困难也是对产妇要求最高的时期。

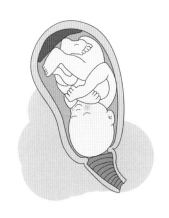

☑ 分娩技巧

当胎儿下降到骨盆时，产妇会感到背部下方或会阴部有一种巨大的压力，而且会有一种急于向下用力排便的感觉。只有尽量放松才能有效地保持体力，这样有助于下一个产程更顺利地进行。

第二产程

屏气用力：进入第二产程，每次宫缩都会有下坠感，这个阶段要把注意力放在控制呼吸和屏气用力上，而不是大喊大叫或者不断呻吟。每次宫缩都要配合呼吸，然后屏气在阴道处用力，根据医生和助产士的提示，进行正确的呼吸与用力。如果医生没有提示要用力，千万不可自行用力。

在屏气用力时，最好要放松阴道和会阴部的肌肉，如果这两处太过紧张，会让用力后的效果大打折扣。用力的时间没有特别限制，一般持续5～6秒钟即可，这样也可以让更多的氧气进入血液。

胎头着冠：此时在阴道口已经能看到胎儿的头部，一般再过1～2个宫缩时间，胎儿就可以完全娩出了。

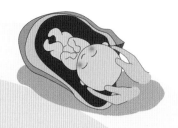

在胎儿娩出的最后关头，产妇会被要求做短慢的呼吸，或者用口喘气，并且不要使劲，主要是为了让会阴部有足够的时间慢慢伸展开，防止会阴撕裂。在子宫再次发生收缩时，胎儿前肩先下，然后是另一侧肩膀，最后再一次用力，宝宝就出生了。

宝宝出生：宝宝终于出生了。医生会立即观察宝宝是否一切正常，会不会哭喊、皮肤是否红润等，几秒钟后宝宝开始呼吸，并且感受到肌肤抚摩。

如果产妇还有体力，可以将宝宝抱到她怀里，感受母婴之间的抚摩和呼吸，这不仅能让宝宝产生安全感，产妇的母爱也会被一瞬间激发出来，9个多月的辛苦一下子得到了满足。

第三产程

胎盘娩出：胎盘娩出在胎儿自然娩出后5～15分钟内，子宫会继续收缩，但此时的强度比之前要小很多。如果是经产妇，这种差别可能不是很大。胎盘娩出的时间一般在15～30分钟内。

剪断脐带：宝宝刚出生时，呼吸反射已经建立。此时脐带不再有传输营养和氧气的功用，可以用钳子夹住，在距离宝宝身体2～3厘米处剪断。

分娩结束：剪断脐带后，医务人员会检查产妇的阴道和会阴部有没有撕裂伤，如果有损伤先进行局部麻醉，然后迅速将伤口缝合好。等一切处理完毕，产妇会被送到产房，如果体力允许，这时应该尽快开奶并为宝宝哺乳，为后期分泌丰富的乳汁做准备。

●剖宫产手术的步骤●

剖宫产是一种重要的助产手术。剖宫产就是剖开腹壁及子宫，取出胎儿。施术及时，不仅可挽救母子生命，而且能使孕妇保持正常的产后体能和继续生育后代的能力。因此，剖宫产最大的优点是在有风险的时候，能够帮助孩子和妈妈都平安。

按照医生的说明签手术同意书

剖宫产的名称虽然已为大众所熟知，但是在施术以前必须要接受医生的说明，它是在孕妇和胎儿有危险时才用，如果有疑虑务必要请教医生，之后在同意书上签字，根据医院的不同，签字者的人选也不同。

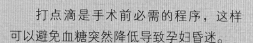

采血、做心电图、胸透

为了确保手术的安全性，进行剖宫产前要给孕妇进行全身性的检查。采血是检查孕妇肝功能；确定孕妇的血型；是否有其他血液疾病。

做心电图是为了检查孕妇是否患有妊娠合并心脏疾病。胸透的辐射对孕早期胎儿是有影响的，但是对孕晚期的胎儿基本没有影响，而且医生会用防辐射的罩子罩住孕妇的肚子。

打点滴

打点滴是手术前必需的程序，这样可以避免血糖突然降低导致孕妇昏迷。

术前麻醉

根据孕妇情况的不同，医生对孕妇采取硬膜外麻醉，或全身麻醉，麻醉由专门的麻醉医师来进行。

在尿道中插入导尿管

手术前的准备全部完毕后，孕妇会被送进手术室。在手术过程中不能去厕所，所以要插入导尿管导尿。

☑ 避免排便时间过长

应保持大便通畅，以免伤口裂开，必要时可服轻泻剂。最好采用坐便，避免排便时间过长。另外，拆线后伤口内部尚不牢固，不宜过多走动，也不宜进行动作太大的锻炼。

●自然分娩在什么情况下需要进行侧切●

自然分娩的时候可能会出现会阴破裂，有的时候要医生来选择侧切和全切让宝宝顺利地出来，不过不用担心。若会阴破裂大医生会帮您缝合。以后慢慢会恢复，不会影响以后的性生活，孕妈妈可以咨询医生，让他根据实际的状况来决定。

●侧切要注意什么●

住院前要准备几卷宽的卫生纸，加长型卫生巾，再准备一包一次性成人护理垫，以备手术后住院使用。

侧切后应注意每天清洁伤口，清洁时可稍加点洁尔阴，注意常换卫生纸，保持伤口干燥。侧切后前三天不能坐起来，待拆线后，可以回家休养，如果恶露还没有排干净，仍应坚持每天用温开水洗外阴两次。